不可思议的

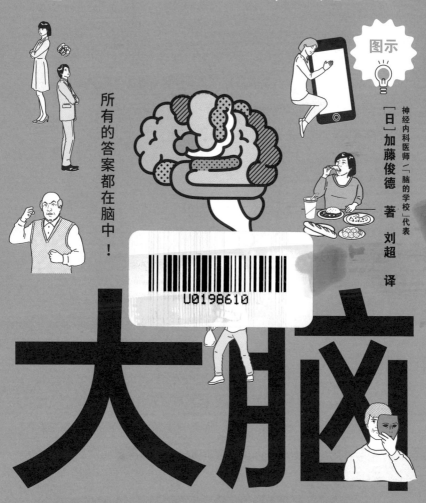

图示

所有的答案都在脑中！

[日]加藤俊德 著

神经内科医师／「脑的学校」代表

刘超 译

大脑

北方联合出版传媒（集团）股份有限公司

辽宁科学技术出版社

心的秘密存在于脑中

随着脑科学的发展，长久以来我们一直认为的所谓"心"所起的作用，越来越多地被解释为脑的功能。曾经有一段时间我为了了解脑和心功能的相关性，阅读了许多心理学方面的书。但是，即使是30年后的今天，我仍然清楚地记得，虽然当时读了很多心理学方面的书，但没有得到任何可以将脑与心联系起来的信息。

当我在医学部学习脑神经外科和神经内科的课程时，所学内容中也从未出现过任何关于脑的不可思议性的解释，以及从脑的角度来分析心理等。

另外，关于脑的信息也同样，相关医学书籍都只是从疾病的叙述展开，如果疾病以外还有关于脑的内容，那么几乎都不是直接讲述人脑的，更多是对老鼠和猴子大脑的研究，并据实验结果对人脑进行推测分析。

于是，我在做临床医生的同时进入研究生院深造，领悟到了"要想了解人类的脑，除了自己做研究以外别无他法"，从此正式走上了脑科学家的道路。我在30岁时发现了测量脑活动的两种方法。

一种方法是本书中介绍的fNIRS（➡p.199），另一种方法是脑内网络可视化MRI技术。我发现了这两项最新的脑科学技术，一直以来致力于科研和医疗，以及解明本书的主题——从脑的角度来看"心"。解开关于脑的疑问之后，也能从对脑的理解中慢慢解释关于心的疑问。

通过了解脑，很多人的烦恼和心理问题都可以得到解决。我坚信，如果对自己的脑感兴趣，每天能够过得很开心的话，也会给周围的人带来积极的影响。

希望大家在阅读本书的同时，也一定要了解脑与心的相关内容以及我所提出的脑区的内容。此外，书中还介绍了面对烦恼时从脑的角度提出的建议，希望对生活时感艰辛的人从中受益。

充分了解脑，人生就会改变。

"脑的学校"代表·加藤白金诊所院长

神经内科医师　**加藤俊德**

加藤俊德

神经内科医生，医学博士。加藤白金诊所院长。"脑的学校"股份有限公司代表。昭和大学客座教授。

脑区训练的倡导者。发展脑科学、MRI脑成像诊断专家。14岁时为了了解"锻炼脑的方法"而决定报考医学部。1991年，他发现了脑活动测量法"fNIRS"，这种方法目前在全世界700多所设施中使用。1995—2001年在美国密涅瓦大学放射科从事阿尔茨海默病和MRI脑成像研究。发现与注意缺陷多动障碍、交流障碍等发展障碍有关的"海马体回旋迟滞症"。

回到日本后，在庆应义塾大学、东京大学等从事脑研究，开创了"脑的学校"——加藤白金诊所，自主研发了加藤仪式大脑图像诊断法（MRI脑相诊断），诊断和治疗了从小孩到超高龄者总计1万名以上的病人。现在加藤白金诊所的注意缺陷多动障碍专病门诊，对被怀疑有注意缺陷多动障碍（并存其他疾病的注意缺陷多动障碍）的人的擅长、不擅长的脑区进行诊断，并给予学习指导及职业指导等。

著作繁多，有《瞬间让脑袋变聪明的方法！脑的强化书》（朝日出版）、《提高发育障碍孩子脑的训练》（秀和系统）、《脑和房间都变畅快！整理型脑》（自由国民社）、《注意缺陷多动障碍的"脑区训练"》（大和出版）等。

「脳番地」（商標登録第5056139/第5264859）
著者によるMRI 脳相診断を希望される方は、加藤プラチナクニック（https://www.nobanchi.com/）電話 03-5422-8565 までご連絡ください。

目录

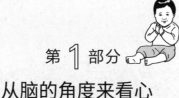

第 1 部分

从脑的角度来看心

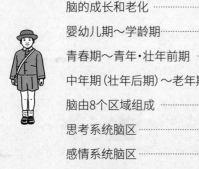

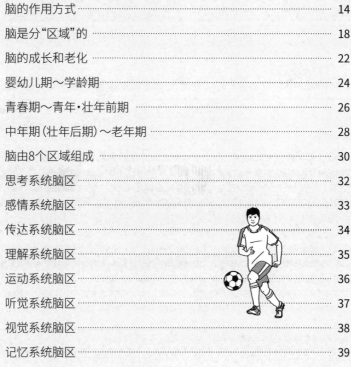

第 2 部分
所有的答案都在脑中！

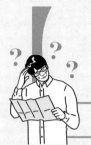

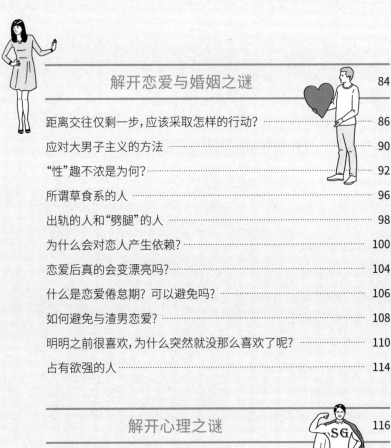

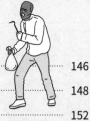

解开对大脑有益的事情·揭开成功之谜　154

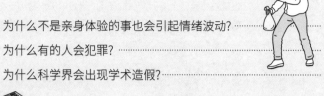

从大脑的角度解释不可思议的事情　186

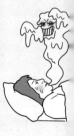

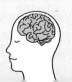

本书从脑和心的视点出发，以简单易懂的方式解释从工作、恋爱、日常生活等各个方面产生的疑问。请将本书内容用于构建更好的人际关系、了解自身与社会。业余时间读一读也能乐在其中。

第 1 部分
从脑的角度来看心

从脑的构造以及脑发挥着什么样的功能等基础开始解释，介绍8个脑区功能以及训练方法。

第 2 部分
所有的答案都在脑中！

将54个问题按照不擅长的事、行为、恋爱与婚姻、心理、成功、不可思议的事这6项分类，从脑和心的视点解说。不管选择从头开始阅读，还是从感兴趣的内容开始阅读，都可以。

显示本页内容发挥作用的脑区

精选出大家都曾经思考过的问题

使用一目了然的插图，加深读者对正文的理解

脑区

标题

图示

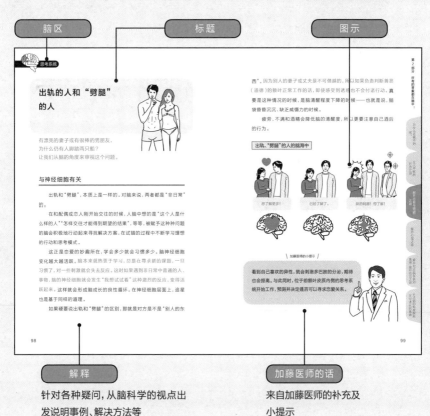

解 释

针对各种疑问，从脑科学的视点出发说明事例、解决方法等

加藤医师的话

来自加藤医师的补充及小提示

第1部分

从脑的角度来看心

人脑中有很多神经细胞，一生中一直不断持续成长。这里讲述了脑的基本构造和作用方式，以及脑在人的一生中的发育情况。另外，脑的不同区域担当的任务也不同。下面介绍在日常生活中最常使用的8个担负着不同任务的脑的部位（脑区），以及它们各自的作用。

9

来看看脑的构造

脑由6个部分组成

人脑位于颅骨中，由脑脊液包围。脑的表面由脑回和脑沟（被称为脑褶皱的部分）组成，像花椰菜和核桃一样凹凸不平。成年人的脑重1400g左右，相当于体重的2.5%。

人脑由脑干、间脑、小脑、大脑基底核、大脑边缘系统、大脑6个部分组成。由皮质和髓质构成的大脑占脑总体的80%，掌管着人类行动、记忆、感情等高阶功能，其活动由脑的其他部分不分昼夜地支持着。

形成大脑皮质的神经细胞被称为神经元，约有60种不同类型，可分为6层构造，发挥着各种不同的作用。大脑髓质中遍布着从大脑皮质中延伸出来的神经纤维（轴突），这些神经纤维将神经细胞相互连接起来。连接右侧大脑和左侧大脑的神经纤维被称为胼胝体。大脑基底核位于大脑深处，是连接大脑和脑干的神经细胞集团。

从侧面观察大脑，以褶皱凹陷较深的地方为界，可以将大脑分为额叶、顶叶、颞叶、枕叶4个部分。从上面观察大脑，可以将脑分为右脑和左脑两部分。

脑的基本构造

断面图

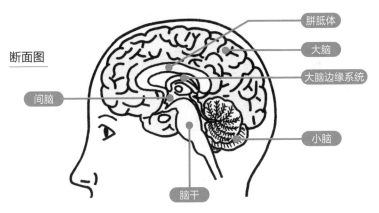

胼胝体

大脑

大脑边缘系统

间脑

小脑

脑干

※大脑基底核由尾状核、壳核和苍白球组成，包围着间脑。

侧面图

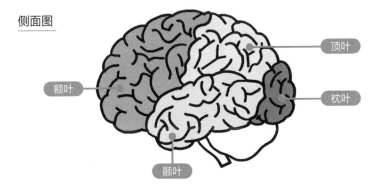

顶叶

额叶

枕叶

颞叶

总结

1 脑由脑干、大脑、小脑等6个部分组成

2 大脑可大致分为左、右两部分和4个叶

3 大脑皮质由约60种神经细胞聚集而成

11

脑"仅仅只有3%被使用"是真的吗?

关于脑的种种说法是真还是假?

20世纪80年代,将脑的形态详细地可视化的MRI(磁共振成像)技术开始应用于临床。另外,实时测定脑活动情况的fMRI(功能性磁共振成像)和fNIRS(功能性近红外脑功能成像技术)的原理于20世纪90年代被发现。在科学的历史长河中,这些都是最近的事情,关于人脑的作用方式还有很多未解之谜。而关于脑的民间传说,大多都是将对老鼠和猴子的脑的研究假说扩大解释并直接套用在人类身上而来的。

其中最具代表性的说法是我们的脑平时只使用了3%。但这究竟是指被使用的神经细胞的数量,还是指脑活动的什么方面,目前还不清楚,这种说法真伪不明。

脑中有1000亿个神经细胞,如果所有的神经细胞都同时活动的话,可能会因为能量的过量使用以及发热而使脑坏掉。神经细胞的数量,别说3%,就连1%都可能没有被使用。

"3岁之前对孩子的教育决定了孩子的脑,并会左右孩子的将来"即所谓的"3岁神话"也是假的。考虑这一说法可能来源于"3岁儿童的脑的形状和成人几乎一样"这一100年前的脑病理学的研究报告。而现在,幼儿期所决定的只是一部分,人脑不会一辈子都一样,根据生活环境、年龄、生活方式的不同,成年后脑也会发生变化,这一特点已经得到阐明。

关于脑的传说

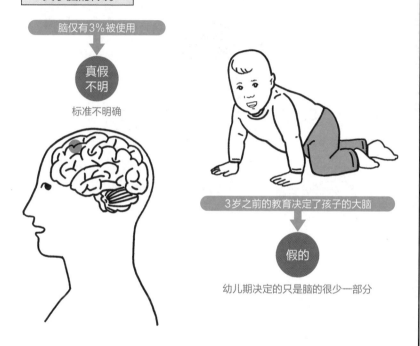

脑仅有3%被使用

真假不明

标准不明确

3岁之前的教育决定了孩子的大脑

假的

幼儿期决定的只是脑的很少一部分

总结

1 脑的机制还有很多地方没有被阐明

2 脑被使用了百分之多少并不清楚

3 "3岁前的教育决定脑的发育"没有事实依据

脑的作用方式

脑的神经纤维遍布全身，传递信息

脑与体内各个器官通过神经相连。来自身体的信息也可以通过神经传达到脑，脑分析收集来的信息，再通过神经向身体发送指令。脑和脊髓合起来称作"中枢神经系统"，除此之外的部分称作"周围神经系统"，周围神经几乎都是从脊髓延伸发出的。

从脑延伸发出的神经系在延髓处呈X形交叉（锥体交叉），因此左脑与右半身交流，右脑与左半身交流。这种交流系统叫作交叉支配（为何左右交叉原因不明）。

眼睛看到的东西、耳朵听到的声音等进入身体的信息，通过神经纤维传递到脑，由大脑皮质进行处理。在大脑皮质中，各个部位根据各自功能的不同被赋予了不同的名称，各自负责着不同功能的领域。以运动系统为例，来看看具体的机制吧。

活动右手时，信号从位于左脑大脑皮层的初级运动中枢中负责移动手的神经细胞群中发出，下行，经由称为锥体束的神经纤维到达中脑、脑桥和延髓。后在延髓处左右交叉，沿着脊髓继续下行，到达颈髓处。颈髓发出的周围神经与手的肌肉相连，手部收到这些周围神经的刺激而活动。

　　另外，我经常听到的"自主神经"是周围神经的一种。自主神经系统由交感神经系统和副交感神经系统两部分组成，与心脏、肺、胃肠、肝脏、生殖器等器官相连。间脑的下丘脑通过这些自主神经来调控体温、血流、呼吸等与维持生命活动相关的无意识活动。

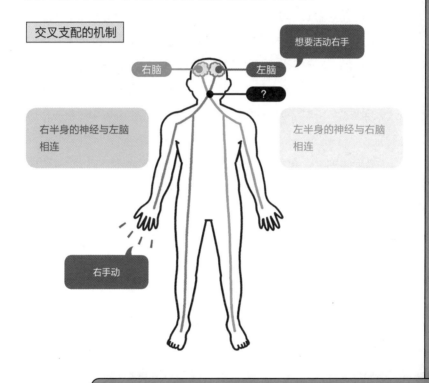

交叉支配的机制

想要活动右手

右脑　　左脑

?

右半身的神经与左脑相连

左半身的神经与右脑相连

右手动

总结

1　脑和身体通过脊髓，由神经纤维相连

2　右脑控制左半身，左脑控制右半身

3　与生命相关的活动在无意识中进行自主调控

神经细胞网传递信息的方式

构成神经系统的神经细胞也被称为神经元,通过构筑复杂的神经细胞网来传递信息。据推测,大脑中神经细胞的数量有数百亿,小脑中有800亿以上,估算整个脑有1000亿以上个神经细胞。

神经细胞由本体细胞体、一条轴突和数条树状突起组成。轴突和树状突起的末端有许多分支,与其他的神经细胞相连。这个连接的部分叫作突触,据说每个神经细胞约有1万个突触。突触的空隙在数万分之一毫米以下,电信号也无法通过。因此,神经递质(包括谷氨酸、5-羟色胺、多巴胺等100种以上的化学物质)代替电信号被用来传递信号。

细胞体接收刺激并将其转换成电信号后通过轴突传递。信号传递至突触处则转换成神经递质信号传递至其他神经细胞的树突,之后再次转变成电信号继续向下一个神经细胞传递。这样周而复始,各种各样的信号从脑传递至身体或是从身体传递至脑。

包绕轴突的被膜是由脂质构成的绝缘体,被称为髓鞘。神经细胞间信号的轴突传导速度很快。通过轴突还可以进行直接的轴突运输。

信号传递机制

电信号在突触处转换为
神经递质

电信号

突触

神经递质

　　脑中存在着包括小胶质细胞、星形胶质细胞、少突胶质细胞等许多种类的胶质细胞，一般认为它们有着为神经细胞提供营养、修复创伤等作用。近年来对小鼠的研究发现，胶质细胞也会延伸突起，与突触之间存在信息传递。

神经细胞（神经元）和胶质细胞

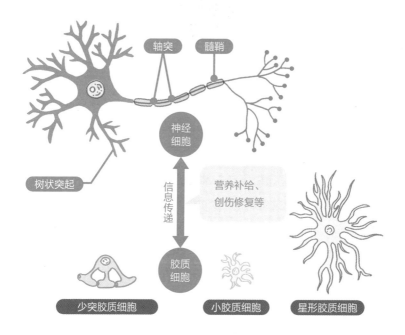

总结

1 神经细胞间相连成网

2 信息由电信号和神经递质传递

3 胶质细胞是支持神经细胞活动的细胞

脑是分"区域"的

脑区的存在是前人们的大发现!

大脑中特定的区域负责特定的任务这一假说被称为"脑功能定位说"。

这一假说的前身是由居住在维也纳的德国医生Franz Joseph Gall在1800年提出的颅相学。Gall把人的性格和能力分为27种,主张其各自位于特定的颅骨部位。虽然"额头宽广的人能够能够深思熟虑"这样的说法并没能被接受,但是"脑中不同的部位拥有不同功能"这样的假说却传遍了欧洲。

1861年,法国的外科医生Pierre Paul Broca通过研究失语症患者的脑发现了大脑左半球前额叶的运动性语言中枢(Broca区)。1879年,德国的神经学者Carl Wernicke通过解剖死亡患者的脑发现了颞叶中的感觉性语言中枢(Wernicke区)。这些发现都证明了不同脑区的功能的独特性。

随后在1907年,德国的神经解剖学家Korbinian Brodmann将大脑皮层划分为50个区域,并绘制出编号的"脑地图"。

这一发现首次明确了不同细胞集团之间的区别。

在那之后的1950年，加拿大的脑外科医生Wilder Graves Penfield详细绘制发表了将人类大脑中的初级运动皮层和初级感觉皮层与人体相对应的"Penfield脑地图"，为脑研究的发展做出了巨大的贡献。随后2006年，为了正确且易懂地向公众传达关于脑的各种概念，我提出了"脑区"的说法。(→p.30)

脑领域研究的历程

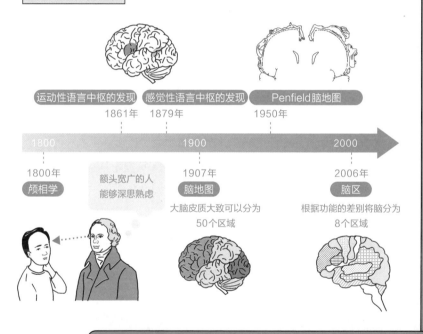

运动性语言中枢的发现　1861年
感觉性语言中枢的发现　1879年
Penfield脑地图　1950年

1800　　　1900　　　2000

1800年 颅相学

额头宽广的人能够深思熟虑

1907年 脑地图
大脑皮质大致可以分为50个区域

2006年 脑区
根据功能的差别将脑分为8个区域

总结

1 "脑区"的存在被广泛关注是在19世纪

2 19世纪初"脑功能定位说"被证实

3 脑功能分布的详细情况并没有被完全阐明

不同脑区负责不同的功能

　　额叶约占整个大脑的30%，包括位于大脑最前部的前额叶皮质，掌管着高级脑机能。除此之外，与发言记述等相关的Broca区、初级运动皮层等也位于额叶中。与猴子相比，非常发达的额叶、颞叶前部以及顶叶是人类脑的特征。

　　颞叶中除了初级听觉皮层，还包括连接海马与杏仁核的颞顶联合区、理解语言含义的Wernicke区。Wernicke区通过被称为弓状束的神经纤维和Broca区连接，有时被统称为语言区。语言区90%位于左脑中。

　　顶叶中存在初级躯体感觉皮质和顶叶联合区，收集并整合全身的感觉信息。顶叶联合区收集包含躯体感觉、视觉、听觉等多种感觉在内的感觉信息，并将其整合分析来理解事物或是语言。

　　枕叶中包含初级视觉皮质和枕叶联合区，承担着将肉眼直接见到的事物、想象出的事物具象化以及认知文字的任务。

> 人脑的额叶、颞叶前部以及顶叶非常发达

能够完成高级脑活动

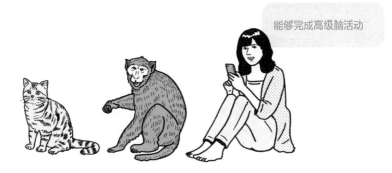

　　脑的功能区域除了这里列举的之外还有很多。各个脑区都担负着独特的任务且能相互合作，为了达到最好的效果而无休止地工作着。脑的这种工作方式，也可以说是人类社会的缩影。

大脑的功能区

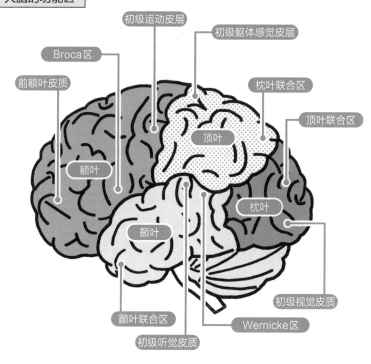

初级运动皮层
初级躯体感觉皮层
Broca区
前额叶皮质
枕叶联合区
顶叶联合区
顶叶
额叶
枕叶
颞叶
初级视觉皮质
颞叶联合区
Wernicke区
初级听觉皮质

总结

1 人脑的额叶、颞叶前部以及顶叶非常发达

2 不同的脑区承担着运动、言语、感觉等不同任务

3 大脑中4种脑叶相互协同作用

脑的成长和老化

脑的重量和突触数量在3岁前剧增

人类胎儿在第3周时，脑的前体神经管形成并向着大脑、小脑、延髓等部分分化。到第7周时，脊髓中的神经细胞发育完成，大脑中的神经细胞也开始形成。婴儿在出生后1年时大脑皮质中的神经细胞数量约为1000亿，这也是整个一生中的峰值，3岁时大脑皮质的基本构造大致完成。

人出生时脑的重量为350~400克，3岁时增加到1000~1300克，神经细胞间的连接——突触的数量也剧增。随后增长速度减缓，16 ~ 20岁达到顶峰。个体会在3岁之后根据自己的经验开始形成一个庞大的网络。从10岁开始到青春期，也就是我们常说的青少年时期，顶叶和颞叶中的脑内网络广泛形成。从15岁左右开始，前额叶皮层与其他脑区的联系变得更加活跃，思维能力和创造力稳步发展。

从20岁开始，尽管神经细胞的数量在减少，但是突触的数量在增加，新的网络形成，脑得到迅猛成长。虽然除海马体等部分脑组织之外，其他部位的神经细胞一旦死去便不会再生，但是通过未成熟神经细胞的发育、突触的增加、神经回路的再造，脑不断变化和成长。我们称之为脑的可塑性。

　　遗憾的是，从45岁开始，神经细胞就开始一点点老化。尤其掌管记忆功能的海马体纤细且容易萎缩。有的人上了年纪易忘事，也有的人和三四十岁时完全没差别，50岁以后个体差异不断增大。如此这些虽然我们对于人脑的生长和老化还有很多不清楚的地方，但我们一直在寻找防止脑萎缩的方法。

脑和年龄

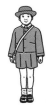
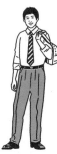
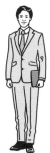
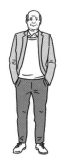

胎儿	0~3岁	3~10岁	10~20岁	20岁以后	45岁以后
神经细胞形成	大脑皮质基本构造大致完成	基于经验的神经网路形成	顶叶、颞叶、神经网路形成	未成熟神经细胞逐渐生长，神经细胞数量减少，但突触数量增加	神经细胞老化、个体差异巨大

总结

1 大脑皮质中的神经细胞数量在1岁时最多

2 神经细胞间网络的发育让脑得到成长

3 脑的成长和老化也存在个体差异

婴幼儿期 ~ 学龄期

大脑皮质的面积增加，神经细胞间的联系激增

刚出生的婴儿大脑的重量是成人的1/4，大脑皮质的褶皱（大脑新皮质）大致与成人相同。但是脑区之间的联系网除了感觉和运动之外，几乎都未完成，仅靠脊髓控制的原始反射（例如吃奶等）维持生命。

随着身体的生长发育，由神经纤维集结而来的脑白质变厚，导致神经细胞所在的大脑皮层的表面积也扩大了。因此脑回（大脑皮质褶皱的隆起部分）变大，神经细胞发出的纤维逐渐延伸并髓鞘化。这和树枝延伸的样子非常相似，因此本书中将它称为"脑枝"。

出生后最早发育的是额叶（初级运动区）、顶叶（初级感觉区）、枕叶（初级视觉区）、颞叶（初级听觉区）的脑枝。翻身、坐、来回爬、能区分母亲和他人的脸、喜欢听故事，这些都是脑发育良好的证据。虽然存在个体差异，但顺序和速度几与脑枝的生长成正比。

与思考、创造性，以及行为抑制相关的额叶的脑枝，约从出生后的5个月开始到15岁左右逐渐成长。从那之后的青年期开始急速发育。小孩子们不管在哪里都会哭叫是因为额叶等脑组织还未全部发育

成熟，无法有效控制感情。

　　脑中负责判断能力、计划性和沟通能力的前额皮质的发育期特别长，20岁以后也会继续发育。

婴幼儿期~学龄期的脑

●重量约为成人的1/4
●脑区之间的联系网络
　还未完成

●额叶的前额皮质
　缓慢发育

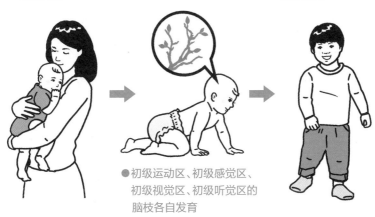

●初级运动区、初级感觉区、
　初级视觉区、初级听觉区的
　脑枝各自发育

---

1 运动区、感觉区、视觉区、听觉区急速发育

2 神经细胞伸出像树枝一般的神经纤维

总结

3 额叶发育最晚，稳速成长

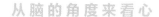

从脑的角度来看心

青春期 ~
青年·壮年前期

通过各种各样的经验形成有个性的脑

从小学高年级起到高中毕业,这个阶段正值青春期,通过学习、社团活动、技能学习、兴趣爱好等获得经验,脑的常用部位和不常用部位会出现差异。"足球踢得真好啊!""歌唱得真好啊!",如果经常这样被父母和老师表扬,孩子就会变得更有干劲,其运动和听觉相关的脑枝则变粗。相反,如果经常被"你不适合""你很差劲"这样的话否定,孩子就会变得没有干劲,相关脑机能因不被使用而成长迟缓。脑的这种不平衡导致一个人个性的形成。

由于额叶的神经细胞网络还没有完全形成,十几岁的青少年在判断事物好坏时,脑的这种不成熟性更容易表现出来。因此他们很容易被当时的情绪所左右,追求自己理解和喜欢的东西。青春期容易逆反也是脑成长过程中的一个表现,是非常正常的现象。

脑的成长能量在20~40岁时达到最高点。在学生时代结束、自主选择经验增加的20岁期间,存储知识与记忆的脑区按照时间表悄然成长。在脑成熟的30岁之后,想要继续做让自己愉快的事的经验加深,理解事物的脑枝增加。

要发育成为成人的脑,"喜欢"和"快乐"等动机很重要。话虽如此,如果一直使用脑的同一个区域,脑就会疲劳,所以在做自己喜欢的事情的同时也挑战一下自己不擅长的事情比较好。适当的压力可以激活脑而延缓衰老。

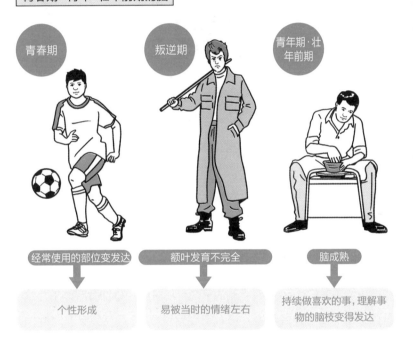

青春期~青年·壮年前期的脑

青春期

叛逆期

青年期·壮年前期

经常使用的部位变发达 → 个性形成

额叶发育不完全 → 易被当时的情绪左右

脑成熟 → 持续做喜欢的事,理解事物的脑枝变得发达

总 结

1 经常使用的脑部位的脑枝成长得特别快

2 十几岁的叛逆期是正常的脑发育现象

3 脑的成熟是在30岁之后

中年期（壮年后期）
~老年期

身体老化的同时脑萎缩也在加剧

虽然神经细胞不会因为到了某个年龄而大量减少，但大约从45岁后开始，脑的一部分就开始老化了。脑老化的速度和程度因人而异，不能一概而论，但多数人90岁时候的脑会比60岁时候的脑轻100克左右，尤其是额叶、顶叶的萎缩非常明显。

对于女性来说，50岁左右，也就是更年期，是一个重要的转折点。下丘脑通过垂体向卵巢发出释放女性激素（雌激素）的指令，但是因为卵巢功能衰退不能回应指令，脑的平衡容易崩坏。在此时期，与下丘脑、垂体相连的自主神经和内分泌系统会受到影响，可能会出现潮热、心神不安、失眠等类似自主神经失调的症状。

如果每日生活一成不变，新的刺激减少，健康的人也会变得越来越健忘。例如同时做两件事的时候会忘记第一件事，多任务同时进行会变得困难。另外，因老年性耳聋以及白内障而导致信息接收量减少，听觉和视觉的脑区因不被使用而逐渐衰退。另外，因为动脉硬化（血管老化）脑的血流量减少，脑萎缩也可能发生。

脑一旦开始萎缩，经过的时间越长越难恢复。在人口老龄化的当代，如何防止脑的老化是非常重要的研究课题。今后，随着胚胎干细胞（ES细胞）、人工诱导的干细胞（iPS细胞）、缺血诱导性多能干细胞（iSC细胞）等再生医疗的研究进一步发展，也许会产生新的可能性。

　　即使再生医疗实用化，能够得到改善的也仅是脑的一部分。脑整体的成长取决于每个人的生活方式，所以选择让脑成长而不容易衰退的生活方式，对预防痴呆症很重要。

| 中年期~老年期的脑 | ※由于年龄增长造成的脑的功能衰退存在很大的个体差异 |

脑的一部分开始老化

额叶、顶叶萎缩

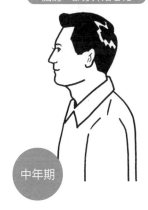

中年期

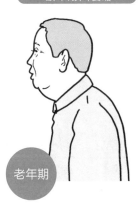

老年期

总结

1 脑从45岁以后开始老化

2 更年期症状也和脑相关

3 脑细胞再生相关的研究正在进行中

脑由8个区域组成

每一组神经元的集合都有各自的功能，相互协同作用

功能相同的神经细胞的集合，本书称之为"脑区"。左右脑各约有60个，总计120个脑区，其中大多数位于大脑中（脊髓、小脑、脑干中也有）。这些脑区按照功能可以分成如下8个系统。

1 思考系统脑区　　促进自发的思考和行动

2 感情系统脑区　　与喜怒哀乐等感情表现相关

3 传达系统脑区　　进行沟通交流

4 理解系统脑区　　理解并应用信息

5 运动系统脑区　　与全身运动相关

6 听觉系统脑区　　收集耳朵听到的声音至脑中

7 视觉系统脑区　　收集眼睛看到的东西至脑中

8 记忆系统脑区　　储存及利用信息

感情系统脑区、理解系统脑区、听觉系统脑区、视觉系统脑区、记忆系统脑区是从外部接收信息的输入型脑区，思考系统脑区、感情系统脑区、传达系统脑区、运动系统脑区是处理、加工信息并表现出来的输出型脑区（感情系统脑区同时拥有输入、输出的功能）。

　　当执行某些功能时，大多数情况下脑区并不是单独工作的。听别人说话并且思考的时候是听觉系统脑区和思考系统脑区协同工作；追球的时候是视觉系统脑区和运动系统脑区同时工作。脑的功能都是几个脑区共同工作完成的。

脑区的位置和功能

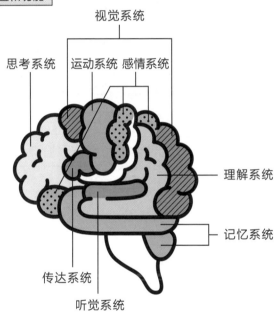

视觉系统

思考系统　运动系统　感情系统

理解系统

记忆系统

传达系统

听觉系统

总结

1 同种类型的神经细胞集结形成脑区

2 根据功能系统的差别，脑区可以分为 8 个部分

3 多个脑区协同作用发挥功能

思考系统脑区

推荐训练法

外出之前确立"今日目标"

找出身边的人的 3 个优点

睡 10 分钟午觉（让脑休息）

拿出干劲集中注意力完成目标

思考系统脑区位于额叶前部宽阔的前额叶皮质中，与思维及动机密切相关，具有使用判断力和专注力做事的功能。

左脑侧擅长用语言描述具体的回答，右脑侧则是在产生无法仅仅用语言表达的对于影像和音乐的感想时使用等。额头背面的部分被称为超前额叶皮质，在前额叶皮质中掌管着最高阶的脑机能，与人脑的觉醒有关，随着意识的提高而被激活。

当你有了"想要增加销量""想要战胜对手"等强烈的意志时，思考系统脑区就会向理解系统、听觉系统、视觉系统、记忆系统脑区发出指令要求获取必要的信息。因此，思考系统脑区在愿望的实现（吸引）中起着重要的作用。找出不容易找到的东西、在完成任务的时候设定期限、"可能有点勉强吧？"这样的负荷压力会刺激思考系统脑区，使脑枝变粗。

感情系统脑区

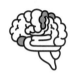

推荐训练法

回想起喜悦兴奋的记忆

在纸上写下夸赞自己的话

试着坚持10天不吃自己最喜欢的食物

经过漫长岁月持续成长

感情系统脑区的中心位于脑深处的杏仁核及周边，记忆系统脑区前方。喜悦和悲伤的经历会永远留在记忆中，当愤怒和不安的情绪高涨时，我们的思维就会变得异常，这是因为感情系统脑区和记忆系统、思考系统脑区有着密切的联系。

右脑侧的感情系统脑区的作用是捕捉他人的情绪，作用于无文字的情况下接收一个人的面部表情以及读空气的场合。左脑侧的作用则是产生和表达自己的情绪。如果这里不成熟则不了解自己，出现在公众面前时脑中会一片空白。如果感情系统脑区左右侧都很弱的话，则会出现不擅长与人接触、被害者意识很强等情况。

感情系统脑区最大的特征是老化比较慢，并且一生都在不断成长。它与记忆系统、思维系统脑区协同接收刺激，并导致整个脑的活化。为了锻炼感情系统，要保持利他心，努力磨炼自己。另外，不要太过于压抑负面的情绪也很重要。

传达系统脑区

建议训练法

用心对待来客

参加团体体育竞技

和遇到的人闲聊

向他人传递信息，起着沟通的作用

向他人表达自己的感受和想法的时候使用的是传达系统脑区。

使用文字的"语言交流"是通过传达系统脑区左侧进行的，图形、视频和手势等方法的"非语言交流"是通过传达系统脑区右侧进行的。市场推广人员、销售人员、主持人、律师和讲师等职业的人传达系统脑区容易变得发达。

传达系统脑区和听觉系统、理解系统脑区密切协作，从而完成语音环路形成、听人说话并理解内容、做出回应这些一连串的工作。这些也与视觉系统脑区相关，比如读取对方的表情（对方真正想说的是什么、对方是否明白我说的话）等。另外，不是想要传递信息而是想要从别人那里获取信息的时候，以及当你模仿别人或者和别人一起做事情的时候，传达系统脑区也会受到刺激。也就是说，"连接""联结"的想法本身就是滋养传达系统脑区的养分。

理解系统脑区

推荐训练法

重新读一遍10年前读过的书

描绘房间的平面布置图和家具的摆放位置图

参加当地的清扫志愿活动

想知道——让好奇心成长的钥匙

收集和整理耳朵听到的以及眼睛看到的信息并加以理解的是理解系统脑区。它横跨颞部和头顶，环绕听觉系统脑区，占据了脑中的广阔区域。与其他的脑区一样，理解系统脑区左侧处理文字和口语等语言信息，右侧处理图形、图像和空间等非语言信息。

看懂文字和听懂别人说话，看小说时推断人物关系，从不善言辞的人的只言片语中猜测"也许他想说这个"……这些也是理解系统脑区的工作。

上了年纪后，有些人会固执地认为"反正也不懂""事到如今不想请教"，这样的想法和生活方式使得理解系统脑区丧失用武之地，不懂的东西会越来越多。对未知事物敞开心扉并积极探索的好奇心和谦逊力是培养广泛和深入理解能力的必要条件。

运动系统脑区

推荐训练法

> 交换使用惯用手及另一只手刷牙

> 说话时使用手势和躯体语言

> 边跳舞边唱歌

通过行动和其他的脑区协作联系

初级运动皮层位于头顶（额叶）左右戴发箍的位置。而运动系统脑区的后面就是掌管皮肤感觉的初级感觉皮层。这些是所有脑区中最先开始成长的脑区。

运动系统与皮肤感觉联系密切，与感情系统脑区也紧密相连。婴儿出生前能踢妈妈的肚子也是因为运动系统脑区的功能。

说到运动就会想到体育，例如在进行足球运动时，不仅要活动四肢，还要用到眼睛和耳朵，并且需要判断能够把球踢到哪里。因此，通过开发运动系统脑区，进行多脑区参与的广泛的活动，其他的脑区也会自动成长。如果是联动性不好的人，则会发生"忍不住动手打了人"或"不小心说了脏话"这样的事。

听觉系统脑区

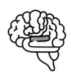

推荐训练法

> 听懂大街上播放的 BGM 的歌词

> 倾听风响、涛声、鸟鸣等自然的声音

> 听着广播声入睡

早起晚睡

听觉系统脑区位于左右耳朵的内侧，右脑侧和左脑侧的功能也不一样。当从收音机里听到一首歌时，右脑侧主要来跟随旋律，左脑侧主要来听懂歌词。

听觉系统脑区与理解系统脑区、记忆系统脑区协同工作，不仅仅是聆听，还可以保有和存储听到的内容。如果总是不记得别人说过的话，或许可以通过训练听觉系统脑区而不是提高理解力和记忆力来解决。不用说音乐家，就是听过并记住师父说过的故事的落语说书人，也是一个容易锻炼听觉系统脑区的职业。

由于眼睛有眼皮而耳朵没有，所以听觉系统脑区从清晨到深夜都在充分运作。虽然听觉系统脑区已经如此努力，但是当你累了的时候，语音信息也不会传递到其他脑区，很容易就这样消失了。

视觉系统脑区

推荐训练法

一个字一个字地阅读地铁中悬挂的广告

观赏哑剧和无声电影

观察并夸奖经常遇到的人穿的衣服

不仅仅要看

将眼睛看到的信息收集入脑的是视觉系统脑区。视觉系统脑区除了位于枕叶的第一视觉皮层之外还存在于额叶中，与有意识的眼球运动有关。如果将视觉系统脑区细分，可以分为以下三种：视区、捕捉动作区和鉴赏区。鉴赏，即判断看到的事物好坏的能力。训练鉴赏区需要一定的人生经验。

如果使用MRI观察视觉系统脑区的脑支，10人中有7人的左脑更发达。大部分学习成绩好的人都是这种类型，他们擅长阅读文字。而画家、设计师、赛车手等从事图像、影像和运动的人，他们的右脑脑枝更发达。

最近，越来越多的人因过度使用智能手机而削弱了视觉系统脑区捕捉动作的能力。屏幕很小的话，眼球几乎没有运动，也会导致全脑疲劳，所以使用智能手机还是要适当为好。

记忆系统脑区

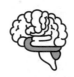

推荐训练法

每天10~20分钟的"背诵时间"

学习英语等外语

模拟下周自己的行动

与思考系统脑区和感情系统脑区有着深厚的联系

　　记忆系统脑区位于颞叶的内侧和下部，以与记忆的形成和积累密切相关的器官——海马为中心。与其他脑区相同，左脑侧主要负责言语记忆，右脑侧主要负责图像记忆。小脑也起着记忆系统脑区的作用。一般来说，翻译家、历史学家等记忆系统脑区特别发达。

　　记忆主要有两种：一种是我们从别人那里学到的或者从书中读到的知识的记忆；另一种是在生活中的经历得来的情感记忆。知识类记忆与思考系统脑区密切相关，情感记忆与感情系统脑区也有无法切断的关系。所以，那些与知识和情感相伴的事情会成为深刻的记忆，而与知识和感情无关的事情则很快被遗忘。

　　不可思议的是，模拟明天的会议或者幻想未来想要成为的样子等这些所谓"未来的记忆"，也会刺激记忆系统脑区。灵活地幻想与思考未来也与记忆力的强化相关。

在新型冠状病毒肆虐之时，远程办公成为一种新的工作模式。人们待在自己家里，坐在电脑前的时间变长，运动系统脑区和思考系统脑区受到影响。景色的变化等从外界接收到的信息变少，视觉系统脑区和听觉系统脑区的活动也变少。如果是一个人住，谁也见不到，不与任何人说话的日子持续下去的话，传达系统脑区也不被使用。另外，由于没有上班时间的限制就会经常睡懒觉或熬夜，这样就会打乱昼夜节律，导致记忆系统脑区衰退，最终导致整个大脑状态不佳。

但这并不全是坏事，因为在线会议不能打瞌睡，给大脑施加适度的负荷可以训练注意力。还有一些人的脑则是"开普通会议时很紧张，无法发言，网络会议时则可以放松发言"的类型。另外，由于对方的脸朝上，观察面部表情细微变化的能力会提高，对对方所表达内容的理解会比实际见面和交谈更深入。一个意味深长的现象是，随着物理距离的增加，脑之间的距离变得越来越近。但是，即使 对一的谈话深入，也很难通过读空气来做出判断，因为在线会议无法传达对方的情况和气氛。

【第2部分】

所有的答案都在脑中！

任何人都曾经思考过的关于行动、恋爱、社会等各方面的问题。本部分内容我们来看看『脑』和『心』是如何联系在一起的。通过对脑的学习，更深刻地了解自己和社会，从而更轻松地生活吧。

P44

不擅长整理的人

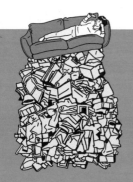

P46

读不懂地图的人

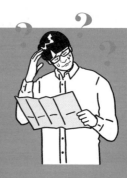

为什么会做不到呢?

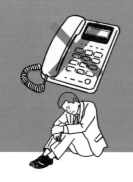

职场中不敢接电话的人

P48

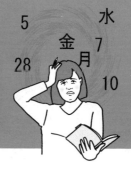

不能很好管理日程的人

P50

P54

无法处理多项任务的人

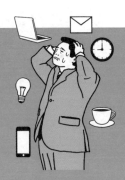

P56

明明不饿却忍不住想
吃东西的人

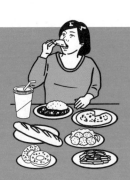

不擅长整理、读不懂地图、早晨起不来……
谁都会有自己的弱点，这无关才能也无关努力，可能是脑的使用方法
出现了问题。接下来在这里看看各种各样的"做不到"的原因和对应
的解决方法吧。

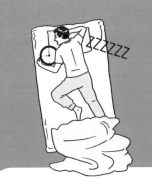

闹钟总也叫不醒的人

P58

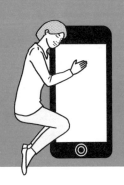

一天到晚手机不离手
的人

P60

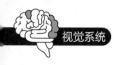

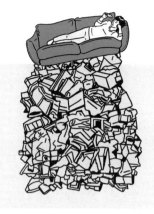

不擅长整理的人

桌子上很乱，房间里面都是废品，
无法收拾整洁的原因在脑中。

无法收拾整洁并不是"性格散漫"！

　　"不擅长整理"的人很多，其中的一个单纯的原因是东西太多了。再加上本着节约精神，虽然是不需要的东西，但是只要不坏就舍不得扔。

　　但是无法收拾整洁真正的原因既不是精神问题也不是性格问题，是脑的问题。在整理的过程中，眼睛确认物品的散乱程度（视觉系统脑区），下决心整理（思考系统脑区），想象物品的摆放位置（理解系统脑区），拿出垃圾袋（运动系统脑区）等行动中所有的脑区都被使用。如果某个脑区的功能较弱，那么就无法很好地进行整理。也就是说，不擅长整理的人，是脑区有弱点的人。

　　不擅长整理的人有三种类型。第一种是"根本就不想整理"的类型，这种类型的人最多。这种类型的人思考系统脑区和运动系统脑区都比较弱，优柔寡断下不了决心，身体动不了。第二种是"收拾过程进展不顺利"的类型。这种类型的人观察了解各处散乱情况的视觉系统脑区、认知空间并思考物品如何排列的理解系统脑区都很弱。第三种是认为

第2部分　所有的答案都在脑中！

为什么会做不到呢？

让人不解的行为之谜

解开恋爱与婚姻之谜

解开心理之谜

解开对大脑有益的事情　揭开成功之谜

从大脑的角度解释不可思议的事情

"即使收拾整洁了也会马上恢复原样"的类型，这种类型的人可能是记忆系统脑区功能薄弱，记不住东西的摆放位置，或者是因为传达系统脑区薄弱，无法向家人等周围的人寻求合作。患有ADHD（注意缺陷多动症）的人，即使知道东西应该摆放的位置，在整理之前，他们的注意力也会集中在后面的事情上，所以会弄得很乱。

整理时用到的脑区

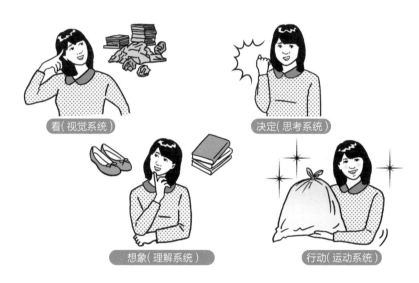

看（视觉系统）

决定（思考系统）

想象（理解系统）

行动（运动系统）

＼ 不擅长整理的人是这种人…… ／

桌子乱的话头脑也容易乱。当视线中有多余的东西时，注意力就会下降，所以当我做完一件事时，我会把相关的文件移到看不见的地方。

45

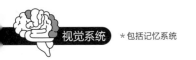

读不懂地图的人

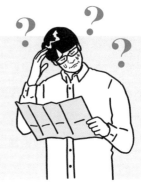

纸质地图就不用说了，就算是使用智能手机和车载导航系统也无法到达目的地……
背后的原因究竟是什么？

拥有语言区的左脑优势＆没有使用地图的经验

阅读地图时使用的脑区是位于右脑枕叶的视觉系统脑区，以及与视觉系统脑区相连的记忆系统脑区。为了记住路线和街景，这些脑区需要得到很好的发育。老年人之所以经常迷路，是因为衰老而导致的视觉系统脑区和记忆系统脑区的功能下降。专业的说法叫作识途障碍或街景失认。

像这样的记忆叫作"影像记忆"，主要由右脑进行处理。语言区所在的左脑占优势的人，更容易理解语言说明，例如听到"从ＸＸ车站的Ａ１出口出来之后右转，到邮政局之后左转，第二个红绿灯前面就是"这样的语言说明而不是依赖地图，他们更容易到达目的地。这种倾向在女性中比较多，原因是一般来说，女孩相比男孩更早记住语言，语言能力也更高，但影像记忆却相对较差。

如果你想变得更擅长使用地图，你就必须拿着地图走路。有一个实例是，一位女性在房产中介公司工作之后变得能看懂地图了，因为不断的实践经验锻炼了她的大脑。

登山家和航海家擅长使用地图,他们的共同点是方向感很强。他们看的不是前后左右这样的"方向",而是"方位"。

不擅长读地图的人请务必尝试模仿他们。 模仿是学习的第一步,这对脑来说是一种极大的乐趣。不妨从家附近熟悉的地方开始,试着在关注方位的同时边看地图边走。在这个过程中,除了视觉系统脑区和记忆系统脑区外,运动系统脑区也会得到锻炼。

视觉系统、记忆系统脑区训练法

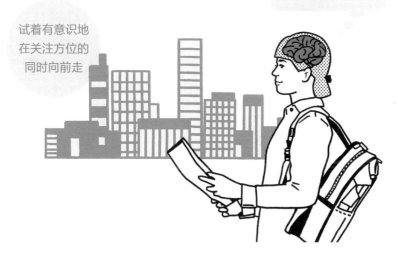

就这样向北直行

试着有意识地
在关注方位的
同时向前走

\ 加藤医师的小提示 /

当我们对自己不擅长的事情产生自卑感和罪恶感时,我们的感情系统脑区就会高强度工作,这样会阻碍其他脑区的工作。谁都有不擅长的事情,所以不要勉强自己解决,依靠别人也很重要。

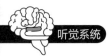

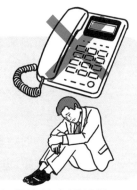

职场中不敢接电话的人

学校里没有教过接电话的方法。但在职场中如果连接电话都做不好会让人大受打击。

虽然擅长阅读文字但遗憾的是……

不擅长接电话的原因之一与年龄有关。很多年轻人很擅长使用文字交流，却不习惯用声音交流。从脑区来解释的话就是"视觉系统脑区很强大，但听觉系统脑区很弱"。

听觉系统脑区和记忆系统脑区较弱的人，无法将对方的话留在脑海中，放下听筒之后就会忘记对话内容。虽然可以记笔记，但如果运动系统脑区也比较弱，就无法进行"边说边写"的多重任务。很多人明明可以处理其他类型的多重任务，但一涉及接听电话就做不到。

有的人1小时内打一通电话没有问题，但是如果电话的数量很多就会感到恐慌，这样的人理解系统、思考系统较弱,短期记忆(暂时保存信息并在短时间内处理的能力)负荷过度。

感情系统脑区较弱的情况下，很难通过声音察觉对方的心情，可能会因为说错了话而激怒对方。

那些学习成绩好、学历高的人往往有很多不擅长接电话。虽然他们在视觉方面很优秀，能够在以读写为中心的学业上取得很好的成绩，但是他们多有喜欢独处的倾向，运动等其他脑领域的能力较弱。如果公司里有这种类型的人，让他负责处理文件相关的工作则会很顺利。

虽然通过积累打电话的经验来锻炼脑会让这一情况有所改善，但现在的年轻人习惯了智能手机，甚至都没有见过固定电话，经验值相当低，所以不能期待变化能很快发生。

为什么会做不到呢？

让人不解的行为之谜

解开恋爱与婚姻之谜

解开心理之谜

解开对大脑有益的事情，揭开成功之谜

从大脑的角度解释不可思议的事情

听觉系统、感情系统脑区训练法

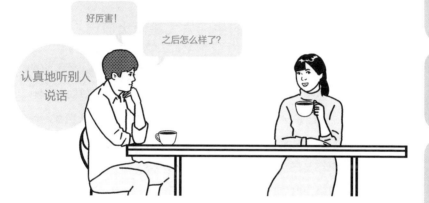

好厉害！

之后怎么样了？

认真地听别人说话

\ 擅长接电话的人是这样的人…… /

能很好地应对电话的人是工作全能的人。与朋友和家人长谈，特别是和他们煲电话粥，可以锻炼听觉系统和感情系统脑区，会更擅长接电话。

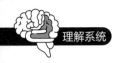

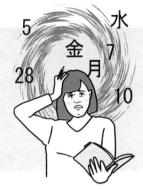

不能很好管理
日程的人

现代人不论工作中还是生活中，
必须要做的事情都有很多。
善于分配时间的人和不善于分配时间的人的脑有何不同呢？

理解系统脑区和夜猫子的生活方式是两大原因

如果你是行动力强、能在短时间内迅速做好准备的人，就没有必要管理日程。这种类型的人在遵守日程的时候，反而会表现得很差。你是否有过"自己是个不会管理日程的废物"的想法？那些自我否定的人，大多是极端放大了"某一部分的脑有不擅长的地方"这一事实，认为自己一切都不行。

如果觉得自己既缺乏行动力，也不会管理日程，那么原因有两个：第一，想象力薄弱，无法预测未来。想象力是"推测并理解"的理解系脑区的作用。推荐一个有趣的锻炼方法，比如在公共场所观察陌生人。以陌生人的服装、容貌等少量信息为基础，"那个人看起来很困，是通宵熬夜了吗""那些人说的话是某地的方言吧，他们之间不是朋友，而是同事的感觉"……这样地放飞想象力，可以激活理解系统脑区（但是注意别一直盯着人家看哦）。

为什么会做不到呢？

让人不解的行为之谜

解开恋爱与婚姻之谜

解开心理之谜

解开对大脑有益的事情，揭开成功之谜

从大脑的角度解释不可思议的事情

第二，时间观念淡薄。这类人的特征是比较不擅长利用早晨的时间。因为开始得晚，日程就会紧巴巴的。时间越晚，脑就越疲劳，而脑越疲劳，任务就越难完成。

因此，在制作日程表时，"不要相信夜晚的自己"是关键。不管怎样都先决定好睡觉的时间吧。请从睡觉倒推一天的日程。把查看邮件等需要专注力的工作和不得不做的事情都尽量安排在上午。

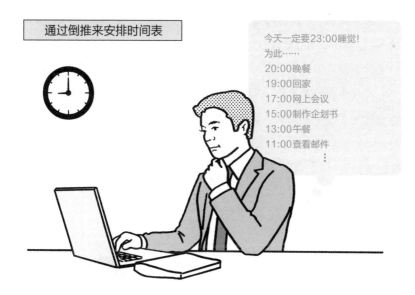

通过倒推来安排时间表

今天一定要23:00睡觉！
为此……
20:00晚餐
19:00回家
17:00网上会议
15:00制作企划书
13:00午餐
11:00查看邮件
……

＼ 加藤医师的小提示 ／

可以去旅行，哪怕是附近也可以。因为买票、预订酒店、打包行李、出行等任务很多，不得不注意时间，所以日程管理能力确实会变好。

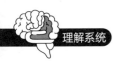

设定时间框架（期限），让脑更活化

一般来说，日本人会很好地遵守"开始的时间"，但不遵守"结束的时间"。也许是因为无偿加班总会被认为理所当然，现代很多企业也会出现加班拖拖拉拉、会议无法如期结束的情况。即使是自由职业者，也经常工作到很晚。

与其说不擅长管理日程，还不如说不擅长制作日程更为准确。

人脑具有"设定时间框架（期限）更容易工作"的特性。前面提到的"决定睡觉时间"就是利用了这个特性。在制定日程的时候，比起开始更要重视结束。

不仅是每天的计划，还要制定周、月、年不同时间跨度的计划，养成做计划并遵照的习惯，可以磨炼出对时间的感觉。因为使用了想象力，所以也能强化理解系脑区。我推荐大家把要做的事情列好计划表并反复检查，或者练习花10分钟做好出门的准备。

理解系统训练

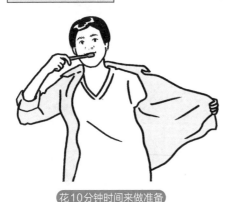

花10分钟时间来做准备

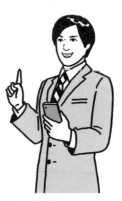

列好计划表

在日程表中先确保休息时间

　　脑还有一个很重要的特性，那就是"休息能激活脑"这一事实。如果是年度计划的话，就把旅行的日程安排进去；如果是周计划的话，就把去健身房锻炼身体的时间强制安排进去。虽然很忙但只工作的话，仅会使用固定的脑区，整个脑都会疲劳。

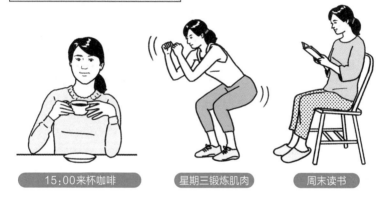

确保休息的日程

15：00来杯咖啡　　　　星期三锻炼肌肉　　　　周末读书

建议

为了刺激脑，
脱离日常工作去旅行吧

旅行期间的日程安排与平时不同，对脑来说是一种很好的刺激。如果可能的话，4天3夜最好，但如果觉得困难的话，就选择周末出行。挤出休息时间本身就是锻炼思考系统脑区和记忆系统脑区，结果也会对工作产生积极影响。

为什么会做不到呢？

让人不解的行为之谜

解开恋爱与婚姻之谜

解开心理之谜

解开对大脑有益的事情，揭开成功之谜

从大脑的角度解释不可思议的事情

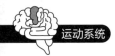

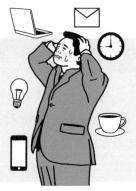

无法处理多项任务 的人

按理说，多项任务比单项任务更能获得大的成果。
但是，为什么越努力离成果就越远呢？

使用自己不擅长的脑区，就会产生困难

  多项任务是指"同时进行多个课题"。最典型的例子就是乐器的演奏。弹钢琴时双手敲打琴键、脚踩脚踏板、眼睛看乐谱、耳朵听声音，另外还要投入情感。运动系统、视觉系统、听觉系统和感情系统4个脑区同时作业，协同作用。跟着曲子跳舞或一边考虑预算一边在超市里挑选商品，也可以说是多重任务。

  不能处理多项任务的人有4种类型。第一种是运动系统较弱的类型，爆发力（反射神经）较迟钝，无法迅速应对。第二种是听觉敏感的类型，容易被周围的杂音干扰而无法集中精神，对于这种类型的人，推荐多做边听收音机边工作或在咖啡馆学习等练习。第三种是年轻时能轻松完成，但最近总觉得状态不对，原因是记忆系统脑区衰退。第四种是意识到他人的关注而停止工作。多见于感情脆弱、固执己见的人。

为什么会做不到呢？

让人不解的行为之谜

解开恋爱与婚姻之谜

解开心理之谜

解开对大脑有益的事情、揭开成功之谜

从大脑的角度解释不可思议的事情

　　无论哪种类型，都有一个共同点，那就是"使用自己不擅长的脑区"。每个人都有擅长的脑区和不擅长的脑区，比如有的人不能边听边写，但可以边看边说，根据课题的组合不同，擅长和不擅长的结果也各不相同。

　　所以，不要所有的事情都自己背负。如果勉强自己去做不擅长的事情，就很容易出错，修正也会花费时间，最终会导致效率下降。对于自己的脑不擅长的领域，还是老老实实地寻求周围人的帮助吧。

不擅长的事情要相互协助

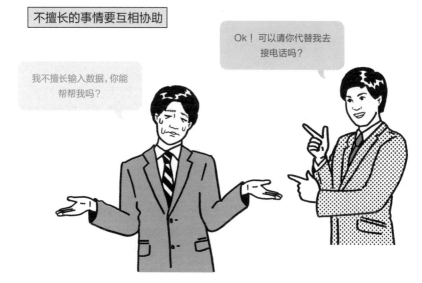

Ok！可以请你代替我去接电话吗？

我不擅长输入数据，你能帮帮我吗？

＼ 加藤医师的小提示 ／

在执行多项任务的过程中，不遗漏和忘记多个课题中已经完成的部分这一点非常重要。推荐首先把工作的整体情况和进展状况写出来，"可视化"之后再开始任务。

55

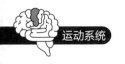

明明不饿却忍不住想吃
东西的人

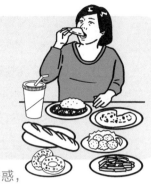

抵挡不住工作中的点心和半夜的薯片的诱惑，
"明明不饿却忍不住想吃东西"，
这种行为背后的脑机制是什么呢？

不是饱腹中枢的问题！？是肌肉选择错误！

　　这是在思考一件事而烦躁不安或是长时间坐着不动而导致大脑不清醒时容易出现的现象。

　　当清醒度降低的时候，大脑会想做一些不一样的事情，特别是需要动用运动系统脑区的事情。就像在无聊的会议中想要抖抖腿或伸伸懒腰一样，问题在于使用的肌肉。如果想要使用的不是腿和胳膊的肌肉，而是嘴巴的肌肉，就会变成"吃"的行为。原本只要活动下嘴巴就足够了，结果连东西都吃了。也就是说，使用同样的运动系统不仅达到了原本的目的，还做了不必要的事情，这就是真相。

　　"想要活动活动身体""想要活动下嘴巴"，这些原本的欲求被转换成了"想吃东西"的"伪食欲"。所以，当你想要伸手去拿薯片或巧克力的时候，可以问问自己"其实你想做什么或想运动哪块肌肉"。如果是想活动口腔肌肉的话，可以考虑嚼口香糖、喝水、聊天等其他选择，当然，也许散步、跑步、深蹲、做广播体操就足够了。

引起"伪食欲"的焦躁和无聊产生于感情系统脑区,这样不妨做做抑制感情系统失控、恢复运动系统的训练。

轻轻地闭上眼睛,慢慢地进行腹式呼吸,感受腹部和肺的膨胀及收缩。填充肋骨之间的肋间内外肌、肺下方的横膈膜、胸大肌等,想象与呼吸相关的众多肌肉活动的样子。光是这样想象,意识就会从情感系统转移到运动系统,就能抑制想吃东西的冲动。

消除"伪食欲"的方法

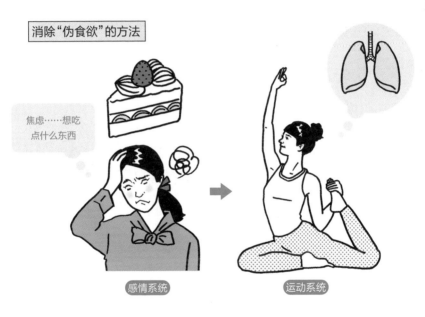

焦虑……想吃点什么东西

感情系统

运动系统

\ 加藤医师的小提示 /

非要吃的话就吃坚果、法式面包等硬的东西。因为咀嚼需要用到肌肉,所以少量也能获得满足感。顺便说一下,嘴的运动系统位于头顶外侧约4cm的部位。

为什么会做不到呢？

让人不解的行为之谜

解开恋爱与婚姻之谜

解开心理之谜

解开对大脑有益的事情·揭开成功之谜

从大脑的角度解释不可思议的事情

闹钟总也叫不醒
的人

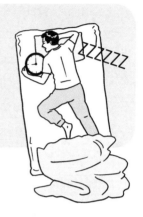

闹铃响了多次仍然起不来，
难道真的是意志薄弱吗？

无法切换睡眠/觉醒模式，无法从被窝里出来

出现这种情况应该是脑内分泌睡眠激素褪黑素来加深睡眠的时间和闹钟响的时间重合了。深度睡眠时（非快速眼动睡眠），脑波即使受到闹钟声的刺激也不会发生变化，下丘脑前方的睡眠中枢和后方的觉醒中枢之间很难切换。这种大多是在睡眠时间短的时候发生的。另外，褪黑素容易残留在脑内（褪黑素水平不易下降）的人，应该拉开窗帘，让阳光照进房间，让房间变得明亮起来。

有趣的是，能在睡眠/觉醒之间切换的人，也能很好地转换心态，不会因为一些决定烦恼和后悔，决定做就做，善于自己命令自己。

脑在迈出"第一步"的时候会消耗大量的能量。因此，"从被窝里钻出来"这种看似简单的行为，对脑来说也是很大的负担。特别是平时就没有精神的人，或是疲劳累积的时候，光是起床就已经很累了。在这种情况下，脑就会处于无法工作的状态，变得越来越"起不来"。

没有睡眠不足但早上就是起不来，从脑区来看，这样的人弱点是左脑的思考系统。思考系统脑区的作用是给自己的行动下达开始的指令，所以，把起床的目的用具体的语言表达出来，就能得到锻炼。另外，按摩脚底的穴位也有效果。

同时也要利用运动系统脑区。比如醒来后伸个懒腰或上半身坐起来，这些动作对运动系统脑区也是一种刺激。这种既简单又能让脑产生兴趣的方法被称为"婴儿学步"和"小行动"，在心理咨询中也经常使用。

利用思考系统·运动系统的方法

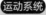

思考系统
现在起床
不会迟到。

运动系统
上半身先
坐起来吧

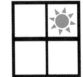

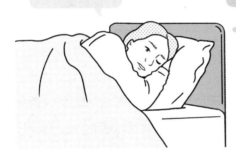

＼ 那个时候的脑…… ／

我们是通过睡眠中枢和清醒中枢的交替活动来入睡和起床的。睡眠中枢位于下丘脑前方的视前区，觉醒中枢位于脑干网状结构和下丘脑后部。

为什么会做不到呢？

让人不解的行为之谜

解开恋爱与婚姻之谜

解开心理之谜

解开对大脑有益的事情·揭开成功之谜

从大脑的角度解释不可思议的事情

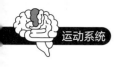

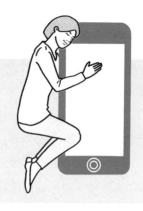

一天到晚手机
不离手的人

智能手机依赖是一种世界性的现代病。
走路看手机引发的事故也很多发，
即使在美国也有"智能手机僵尸"的问题。

对"一点点的最新信息"就激动的人要注意

虽说智能手机是现代人生活中不可缺少的工具，但如果因为身边没有智能手机就会感到不安，这是很危险的。从脑的状态来看，这是与毒品中毒或酒精依赖完全相同的依赖症状的开始。

如果做一件事让脑感到快乐，脑就会学习并重复这件事。这就是习惯化的机制，但对什么感到快乐因人而异。如果是慢跑或读书，就会被认为是好习惯，但如果是喝酒、赌博或玩手机，就会被认为是坏习惯。

沉迷于智能手机的脑，是对接触新信息感到快乐的脑，会对新闻App、SNS、视频网站上不断更新的最新信息兴奋不已。在智能手机普及之前，整天用电脑上网的网络中毒曾被视为问题。另外，最近孩子的游戏依赖也激增。它们的共同问题是"只使用了一部分特定脑区"。

因为依赖手机，原本应该做其他日常活动的时间被不断削减，其他脑区几乎不被使用，这才是问题所在。或许有人会认为"看屏幕需要使用视觉系统"，但因为屏幕和眼睛的距离很近，眼球不会移动，再加上一直驼背坐着，所以几乎不需要用到控制胸部以下身体运动的运动系统脑区。如果忘记时间，埋头做事，就会昼夜颠倒，睡眠不足，脑得不到休息。如果"游戏比一天三顿饭重要"，就会缺乏DHA、卵磷脂等脑发育所必需的营养素。

虽然不带手机是最好的，但很难做到。所以，至少要在睡觉前2个小时关掉手机电源，然后把它收进抽屉里或者到别的房间充电。

为什么会做不到呢？

让人不解的行为之谜

解开恋爱与婚姻之谜

解开心理之谜

解开对大脑有益的事情 揭开成功之谜

从大脑的角度解释不可思议的事情

习惯化的机制

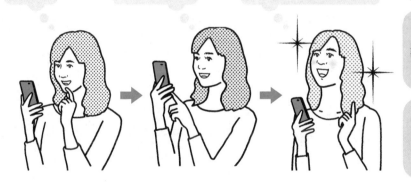

享受　　　更想做　　　没有这个就活不下去

\ 加藤医师的小提示 /

"过度依赖手机会导致大脑衰退""总玩游戏会导致易怒"，这都是可能的。虽然不违法，但长此以往和毒品中毒也没有什么区别。

P64

总给周围的人添麻烦的人

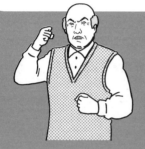

P66

怪兽家长和怪兽上司

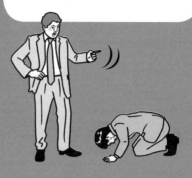

让人不解的
行为之谜

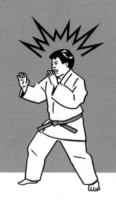

易怒的人

P68

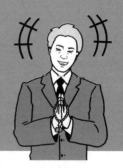

在不该笑的场合发笑的人

P72

P74

粗心的人和细心的人

P76

爱说无恶意谎言的人

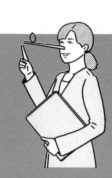

生活中时常有人会做出常人无法理解的行为。这一部分内容帮我们解开他们为什么要这么做的理由。

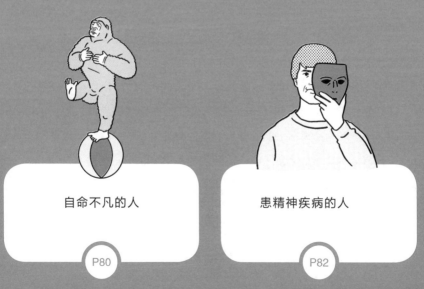

自命不凡的人

P80

患精神疾病的人

P82

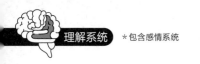

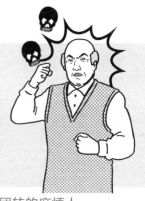

总给周围的人
添麻烦的人

完全不会察言观色，把周围的人折腾得团团转的麻烦人。
有没有不给别人添麻烦的方法呢？

对现状的判断力很差，觉察不到正在给别人添麻烦

　　最常见的一种情况是，虽然得到了其他人的照顾，但过后连句道谢都没有。这是人格障碍的一种，这种人缺乏罪恶感，会真的认为"我也没拜托你，都是你自己自愿干的"。因为当事人并没有恶意，所以也让人无法对其指责。但通常一般人不会做的事，他们却满不在乎地做出来，这一点也让周围的人很不舒服。

　　有很多老年人越来越易怒，让周围的人很头疼。原因是随着年龄的增长，他们的感情系统脑区和理解系统脑区退化，无法理解周围的状况。而且，因为情绪爆发力超过了思维的抑制力，所以他们往往无法抑制愤怒的情绪。此外，老年性耳聋和白内障也是老年人易怒的原因之一。因为从耳朵、眼睛进入大脑的信息很少，所以他们无法理解自己所处的境况，就会把焦虑情绪发泄给周围的人。在遇到这样的老年人时不要觉得一定是性格的原因，也有可能是他耳朵或眼睛有问题。

当遇到这样的人时，不要认为对方是"和自己一样有罪恶感和判断能力的成年人"。他们因为没有罪恶感，不能做到有所自觉；因为无法判断状况，所以我们不能期待其会"察言观色"。这时莫不如用语言明确地传达"虽然你说×××，但对我来说很困扰，希望你不要再这样"，也许对方会接受并平静下来。

综上所述，了解对方脑的特质后改变自己对他的看法，这是处理所有人际关系时非常重要的一点。

向添麻烦的人明确传达

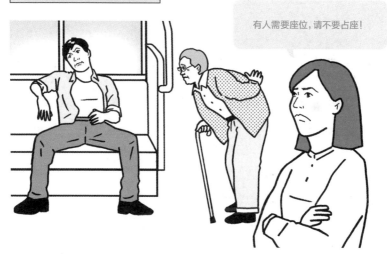

有人需要座位，请不要占座！

\ 总添麻烦的人是这样的人 /

听觉系统弱的人容易发怒。老年性耳聋的患者听不清高音调和快语速的对话，但会因听得到低声嘟囔的坏话而愤怒。

为什么会做不到呢？

让人不解的行为之谜

解开恋爱与婚姻之谜

解开心理之谜

解开对大脑有益的事情，揭开成功之谜

从大脑的角度解释不可思议的事情

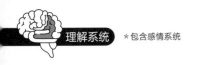

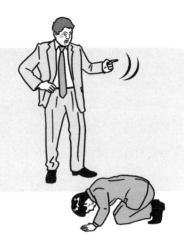

怪兽家长和怪兽上司

2000年左右，怪兽家长出现，
此后，各种"怪兽"不断增加。
他们的脑中有一个共同点。

感受不到幸福的脑会把人变成怪物？！

　　漫威漫画中的英雄绿巨人，每当他感到情绪激动时都会变成绿色怪物。所以，有人将那些有强烈的受害者意识的人也称为"怪物"。

　　当孩子成绩不好时，当项目进展不顺利时，或当病情恢复缓慢时，只要遇到与理想不符的情况时，有些人就会控制不住自己的情绪，因为他们始终站在受害者的立场，所以永远不会认为"变成这样的原因可能在自己身上"。对于始终认识"自己受到了不公正的对待！"的人来说，抗议是他们认为理所当然的权利，并为此相当拼命。

　　这种人往往理解系统脑区都很弱，不能理解一个事实，那就是对他们来说理所当然的事情，对别人来说也不一定理所当然，不明白对方有对方的立场。再加上他们对自我的认识很弱，分不清自己和他人，所以很容易失控。这可能与左脑的感情系统脑区不成熟有关。有些人甚至连负责沟通的传达系统脑区也有问题，只会单方面主张自己意见，听不进对方的话。

　　导致这种情况发生的原因之一是睡眠不足。睡眠浅的话，抗压能力就会下降，容易发怒。第二种是贫血。血液中所含的铁是制造血清素和多巴胺等"幸福激素"的材料。如果贫血导致铁元素不足，就很难在人生的各个方面感受到幸福，常会因为一些小事而心怀不满。

当身边有这样的"怪兽"出现时，最麻烦的是回应他们要占用很多时间，不能做其他的事情。所以，当不可避免地在和这些"怪兽"接触时，一定要设定回应时间，这是铁则。

为什么会做不到呢？

让人不解的行为之谜

解开恋爱与婚姻之谜

解开心理之谜

解开对大脑有益的事情，揭开成功之谜

从大脑的角度解释不可思议的事情

对"怪兽"投诉者设置时间限制

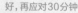

好，再应对30分钟

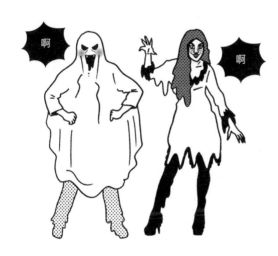

啊

啊

\ "怪兽"是这样的人 /

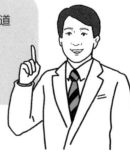

爱攻击他人的人，其实并不了解自己。因为不知道自己对对方说了什么，所以也不会有罪恶感。

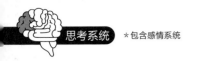

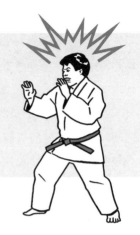

易怒的人

虽然易怒的人让人不可理喻，
但社会仍需要对他们给予关注

易怒与额叶萎缩有关

在车站和闹市区偶尔能看到有的人对着路过的人破口大骂，让人搞不清楚他到底在生气什么。

这样的情况也多发生在喝多了酒的人身上。众所周知，长期大量饮酒会导致大脑萎缩，尤其以额叶的萎缩最为明显。额叶中有作为社会性中枢的感情系统脑区和对事物进行理智判断的思考系统脑区。受酒精上瘾的影响，对感情的抑制能力变弱，就容易出现前述这种奇怪行为。出现这种情况的时候，可能还有认知障碍。

年轻时温厚的人，上了年纪后却容易发脾气，就像变了个人一样，这样的例子也屡见不鲜。这是一种由于额叶和颞叶的萎缩而无法抑制感情和行动的疾病，被称为额颞痴呆症。如果老年人开始对周围的人说粗话，就要考虑到其是否患了额颞痴呆症。

　　另外，听觉系统脑区的衰退也会导致易怒。很少与人交往的老年人，因为接触不到新信息，所以脑子里全是过去的记忆。这是因为记住新信息的脑的机制（短期记忆/工作记忆）出现问题，无法理解新鲜的话题，无法记住交流对方的话语，导致对话无法顺利进行。进而，这种焦躁就会表现为对对方的攻击。

易怒的机制

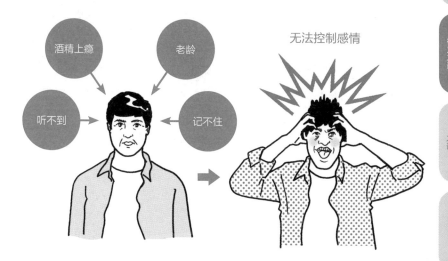

酒精上瘾

老龄

听不到

记不住

无法控制感情

\ 那个时候脑是…… /

外伤、压力、年龄增长和脑血管疾病也可能导致脑萎缩。阿尔茨海默病是以颞叶杏仁核周围以及海马体为中心的脑出现萎缩，导致记忆障碍和判断力下降。

为什么会做不到呢？

让人不解的行为之谜

解开恋爱与婚姻之谜

解开心理之谜

解开对大脑有益的事情，揭开成功之谜

从大脑的角度解释不可思议的事情

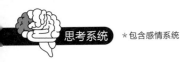

自觉可能会成为易怒的人应该怎么办？

感情系统和思考系统之间的位置关系，用一个简单易懂的比喻来说，就是在感情系统的燃气灶上放着一个叫作思考系统的水壶。问题是，感情系统本来就不稳定，容易动摇。燃气灶的火焰一晃动，水壶也跟着晃动，里面的热水就会溅到周围。

作为预防策略，推荐使用"感情观察"。观察自己，在日常的什么情况下会出现感情的变化，自己客观地观察自己。一旦掌握了客观的视角，无论什么时候都能保持冷静。

习惯了这种观察后，当情绪剧烈波动时首先要深呼吸。深吸一口气，再慢慢吐气15秒左右。这种有意识地呼吸，可以说是随时随地且不花钱的最简单的正念方法。为了活动呼吸肌，运动系统脑区会变得活跃，会自然地阻止感情系统、思考系统脑区的失控。

这些训练还有助于锻炼面对一个易怒者时如何保持冷静。

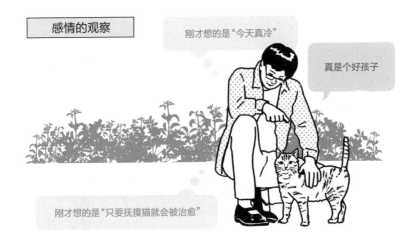

感情的观察

刚才想的是"今天真冷"

真是个好孩子

刚才想的是"只要抚摸猫就会被治愈"

锻炼感情系统脑区防止被易怒的人同化

　　脑中有一种叫作"镜像神经元"的神经细胞，它会像镜子一样模仿对方的脑活动。另外，右脑的情感系统脑区有接收他人情感的功能。右脑感情活动较强的人，看到感情爆发的人之后自己的情绪也会受到刺激。为了避免这种情况发生，锻炼自己的左脑情绪，让自己更冷静，这样一来，即使有生气的人靠近你，你也能沉着应对。

镜像神经元的作用

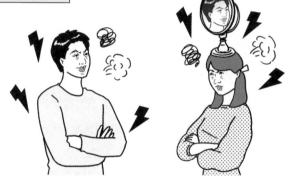

 建议

观察情绪是感情系统脑区
训练的第一步

　　我们已经知道，感情系统脑区会在人的一生中持续成长，所以现在开始训练也为时不晚。请试着平静地观察自己的各种情绪。任何情绪都没有好坏之分，问题在于如何使用这种情绪，以及之后如何行动。

为什么会做不到呢？

让人不解的行为之谜

解开恋爱与婚姻之谜

解开心理之谜

解开对大脑有益的事情，揭开成功之谜

从大脑的角度解释不可思议的事情

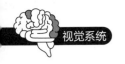

在不该笑的场合
发笑的人

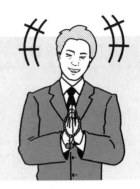

在葬礼等严肃的场合不知为何笑个不停……
在某些场合有不恰当的行为,
为什么会发生这种事呢?

眼睛捕捉到的信息在脑中没有得到准确处理

有些人会在守灵夜、葬礼等不该笑的场合笑出来,并因此招致周围人不理解或愤怒。简单地认为这种人是不懂常识的无礼者并不准确。

如果有的人的表现超过一定程度达到病态的话,可能患上了不能抑制感情的一种脑病,即情感失禁或者情绪失禁。如果未达病态程度,其原因可能是视觉系统脑区的功能较弱,即脑不擅长处理从眼睛进入的信息并解读现场状况。有的孩子在被批评或训斥时仍会嬉皮笑脸,也是因为同样的机制。

对于这种类型的人,让其自己观察周围的环境来控制自己的行为是行不通的,要通过语言告诉他要怎么做就没问题了。因为其本人也有自觉,如果是与这类人一同参加葬礼,要用语言来提醒他注意。

有个著名的心理试验,被要求不要去想北极熊的人反而会控制不住地想北极熊,这也是脑的功能之一。

越是觉得"不能笑"，意识就越会集中在"笑"上。因此，请默不作声低下头，把注意力集中在其他事情上，例如默念九九乘法表等。

有这种倾向的人可以进行视觉系统脑区训练。方法是仔细照镜子，画出详细的自画像，或者在电车里观察人，请有意识地注意使用眼睛。

视觉系统训练

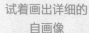

试着画出详细的自画像

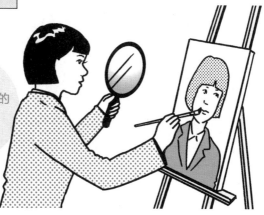

＼ 加藤医师的小提示 ／

几年前，演员布拉德·皮特公布了其患有相貌失认症。这是一种看谁都长得一样的病，是由于眼睛看到的信息不能在脑内得到正确处理而引起的。

为什么会做不到呢？

让人不解的行为之谜

解开恋爱与婚姻之谜

解开心理之谜

解开对大脑有益的事情·揭开成功之谜

从大脑的角度解释不可思议的事情

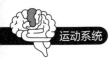

粗心的人和细心的人

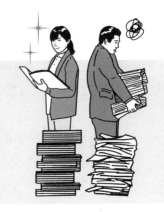

不可否认，这个世界上真的存在各种各样的人。
人与人之间的性格对比很鲜明也很有趣，
那么这些性格差异究竟来自哪里呢？

擅长和不擅长的脑区的排列组合形成一个人的个性

脑区共有8个，如果进一步细分的话有120个。这些脑区通过神经细胞网络连接在一起，相互影响着工作。每个人都有自己优势的脑区，也有自己薄弱的脑区，两者的排列组合实际上会产生很多变化，这就形成了每个人的"个性"。

粗枝大叶的人运动系统脑区和视觉系统脑区发达，思考系统脑区相对薄弱。他们想法较浅，无法持续专注，但视野开阔，擅长粗略地做很多工作，所以适合从事体力活或销售等现场工作。神经细致的人，主要是思考系统脑区较强，传达系统和运动系统脑区较弱。虽然很计较、很爱操心，但正因如此工作中经常能正确地预见未来，适合做系统工程师和税务师等工作。

不要轻易贴上缺点或优点的标签，看清自己或他人的脑的特性并有效利用，这才是聪明的脑的使用方法。

　　注意到自己脑的特性，知道自己薄弱的脑区之后，找到能够弥补这些缺陷的方法就可以了。比如你无法集中注意力，就活用计时器。15分钟的工作＋5分钟的休息，重复这样的短周期，工作效率就会大幅提高。如果是总是忧心忡忡的人，就暂时搁置判断，多花点时间收集信息。

　　就像这样一边处理眼前的任务一边积极地积累经验，去寻找适合自己脑的锻炼方法吧。脑会在经历中得到锻炼并不断成长。

弥补薄弱脑区的方法

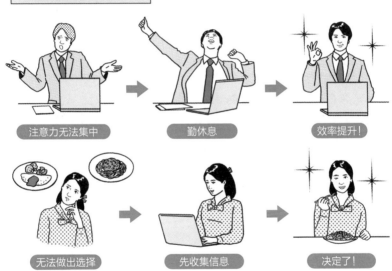

注意力无法集中　　　勤休息　　　效率提升！

无法做出选择　　　先收集信息　　　决定了！

\ 加藤医师的小提示 /

脑成长所必需的经验包括行动、信息、营养、环境、睡眠。抛弃成见和自尊，不断挑战新事物，锻炼自己的脑吧。另外注意脑也需要休息。

为什么会做不到呢？

让人不解的行为之谜

解开恋爱与婚姻之谜

解开心理之谜

解开对大脑有益的事情·揭开成功之谜

从大脑的角度解释不可思议的事情

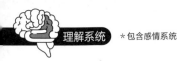

爱说无恶意谎言的人

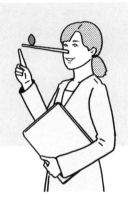

总是爱撒谎的人，
即使没有恶意，也会让周围的人感到厌烦。
无法诚实的原因在于脑吗？

作为临时的应急手段说些敷衍的话

无恶意的谎言，有时是突然冒出的场面话，比如对别人的邀请没有兴趣的时候，以"我还有约"为由拒绝，看上司孙子的照片时为奉承称赞说"好可爱啊"，这些都是无恶意的谎言。在酒会上，为了活跃气氛而说一些夸大其词的话，也可以说是一种无恶意的谎言。

总之，无恶意的谎言与精神病患者（➡p.82）、骗子的谎言不同，不计算得失，没有计划性，没有具体的目的（利益）。另外，精神病患者绝不会后悔自己说谎，但说了无恶意的谎言事后往往会懊悔不已。

为了虚荣的谎言也是无恶意的谎言之一，比如明明没钱却装出有钱的样子，这是因为自我认识发生了偏差。在自我认知能力弱的脑中，理解系统脑区的工作是迟缓的，无法正确理解自己所处的状况和正在做的行为。

　　有精神病倾向或为达到某种目的故意说谎的人不会有罪恶感，而说一些无恶意的谎言的人会保持罪恶感，不会积极地去做坏事。比如明明没钱但是为了面子而说谎，虽然心里觉得不好，但还是会不断说谎，结果只能是让自己的经济状况越来越糟糕。这是道德的问题，是理解系统脑区太薄弱了。也许会做一些借钱不还的事，但本质就是坏人的可能性很低。

> **撒无恶意谎言的人**

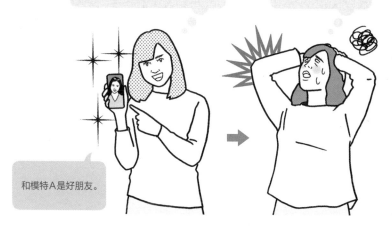

实际上只见过一次

又撒谎了

和模特A是好朋友。

\ 加藤医师的小提示 /

除了理解系统脑区之外，左脑侧的感情系统脑区也与自我认知有关。这一脑区如果过于发达的话就容易变成自恋狂。

为什么会做不到呢？

让人不解的行为之谜

解开恋爱与婚姻之谜

解开心理之谜

解开对大脑有益的事情揭开成功之谜

从大脑的角度解释不可思议的事情

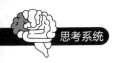

神秘的谎言机制与前额叶皮质有关

　　心理学上说"任何人一天都会撒200次谎"，就连2岁以下的孩子也会"假哭"，这是为了立刻引起对方的兴趣。同样，大人也会突然说谎话。听觉记忆较弱的人无法准确传达听到的内容，于是为了掩饰而编造谎言。听觉记忆弱的人不在少数，甚至有些被周围的人认为是"骗子"。但是，遗憾的是，目前的脑科学还无法解释说谎的全部原理。

　　另外，我们知道，说假话和说真话时大脑的活动是不同的。2009年，哈佛大学的格林教授等进行了一项试验，结果显示，在情况不利时选择诚实或是说谎，说谎的人前额叶皮质更加活跃。前额叶皮质负责高级脑功能，包括思考系统脑区、传达系统脑区、感情系统脑区，与社会性和逻辑性密切相关。这表明只要对本人有利，即使脑有负担也会说谎。

　　脑的异常也会导致说谎。"说谎癖"属于精神障碍的范畴，如精神分裂症、表演型人格障碍等。另外，酒精依赖症和认知障碍也常有"编故事"的表现。

说谎时的脑	前额叶皮质（思考系统脑区、传达系统脑区、感情系统脑区）活性化

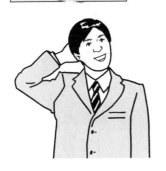

这件西装很适合你
（虽然是谎言）

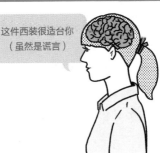

审视真实的自己

　　如果你想改善自己不经意间说一些无恶意的谎言这种倾向，不妨试着写"自我剖析"来提高自我认知。不要拘泥于世俗的判断标准，而是从各个角度寻找自己的特征。古怪的兴趣也好，无用的知识也好，越是意识到自己的个性，就越没有说谎的必要。

认识自己吧

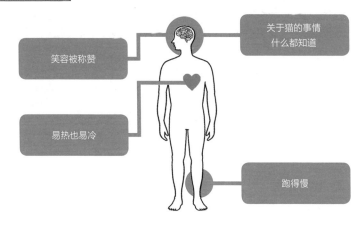

笑容被称赞

关于猫的事情
什么都知道

易热也易冷

跑得慢

建议

通过持续的训练
提高自我认知能力

　　写完自我剖析后，最好每隔几个月重新审视并更新一次。即使是理解力本来就很高的人，也无法很好地认识自己。另外，请试着把内容传达给别人，对方的反应会给你带来对自我的新发现，进一步锻炼理解力。

为什么会做不到呢？

让人不解的行为之谜

解开恋爱与婚姻之谜

解开心理之谜

解开对大脑有益的事情，揭开成功之谜

从大脑的角度解释不可思议的事情

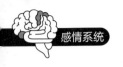

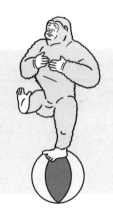

自命不凡的人

他们喜欢炫耀自己的名牌，总是自吹自擂，
让周围的人感到不快。
让我们从脑的角度来分析其目的和心理。

依赖别人的评价来了解自己的优点

人脑具有"了解自己"的特性。想要了解自己，最简单具体的方法就是拿自己和他人进行比较。我比那个人高，是家里最胖的，工资比同期的人高，结婚比好朋友晚，等等。

因为比较是相对评价，所以会产生优劣之差。优秀的方面应该被称赞，但日本人不擅长用语言去表扬别人。如果得不到表扬，人就会不自信，脑中充满了自我否定。为了摆脱这种痛苦，人们会寻找不如自己的人进行比较，从而找到自信。

只是这样还好，但如果潜在的自我表现欲太强，就会产生为了寻求他人的赞赏而"卖弄"的行为。这样做其实是自己无法认同自己。爱显摆的人自我认知能力较弱，容易被他人的评价左右。

这样做最终还是渴望得到称赞，有些人只要得到了表扬就会满足，变得老实下来。

还有些人得不到满足，被肯定的需求不断升级。需要注意，精神和人格有异常的情况下，过度表扬会有依赖的危险。另外，这样的人有一种独特的嗅觉，能够找出切实提高自己地位的团体，在妈妈群或职场项目团队等特定的人群中反复求得认同。缺乏罪恶感，履历造假的人也很常见。

爱显摆的人脑子里

比我先结婚，所以比我强

工资比我低，所以比我差

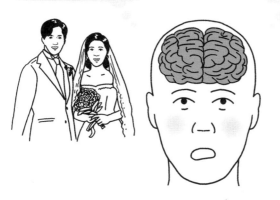

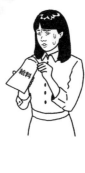

\ 加藤医师的小提示 /

我认识一个女富豪，她从不自夸。因为她能很好地肯定自己，所以没有必要和别人比较或炫耀。

为什么会做不到呢？

让人不解的行为之谜

解开恋爱与婚姻之谜

解开心理之谜

解开对大脑有益的事情，揭开成功之谜

从大脑的角度解释不可思议的事情

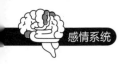

患精神疾病的人

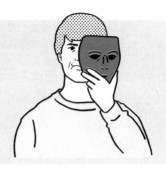

无论在小说和电视剧中，还是在现实生活中，
都有精神病患者的存在

为达目的不择手段地控制别人

　　精神病患者在医学上被诊断为"反社会人格障碍"，有非常突出的
特征。他们大多能言善辩，试图用语言控制他人。另外，他们会回避不
服从自己的人。有些社会上的成功人士以地位和财产掩盖了其反社会
性，周围的人看不出他们是精神病患者，但家人会逐渐注意到。

　　精神病患者的脑虽然存在个体差异，但一般来说，由于对他人的
感情和自我感情都很弱，所以没有罪恶感和同理心，他们会用巧妙的
语言来掩饰，伪装成好人。而且，如果有"获得金钱"等明确的目的，就
会产生"只要不被抓到做什么都可以"的独特的行动原理。他们很难
放弃想要的东西，会为达成目的不择手段。

　　精神病患者的行为是"操纵他人"，因此即使犯罪证据也很少。在
短期的计划性方面很优秀，但另一方面他们很难发现自己长期想法的
破绽。

　　实际调查发现，精神病患者所制定的计划只使用了大脑的一部分，所以总是千篇一律。另外，虽然在一对一的对决中他们异常强大，但在集体反击中他们却很弱。所以一旦察觉到他们有危险性，就要做好心理准备，尽可能地向外界公开，例如向司法机关起诉等。多人知晓是阻止精神病患者犯罪的原则。

　　一旦被精神病患者支配，想要摆脱出来是相当耗时且困难的。他们一定是带着某种目的来接近的。一定要想想"这个人为什么想和我在一起"，如果觉得可疑，就毫不犹豫地逃跑吧。

为什么会做不到呢？

让人不解的行为之谜

解开恋爱与婚姻之谜

解开心理之谜

解开对大脑有益的事情，揭开成功之谜

从大脑的角度解释不可思议的事情

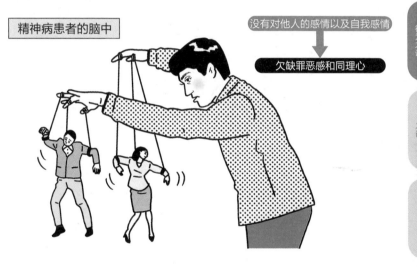

精神病患者的脑中

没有对他人的感情以及自我感情

欠缺罪恶感和同理心

╲ 加藤医师的小提示 ╱

精神病患者中有嫉妒心强的类型，也有想通过家庭暴力让对方按照自己的想法行动的类型。因为有过很多通过说谎操控他人的成功经验，所以自信满满地说谎也是精神病患者的特征。

P86

距离交往仅剩一步，应该采取怎样的行动？

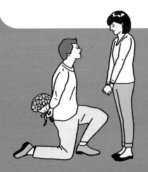

P90

应对大男子主义的方法

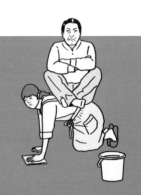

解开恋爱与婚姻之谜

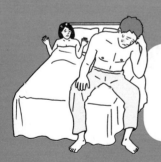

"性"趣不浓是为何？

P92

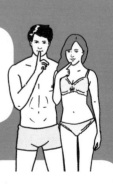

所谓草食系的人

P96

出轨的人和"劈腿"的人

P98

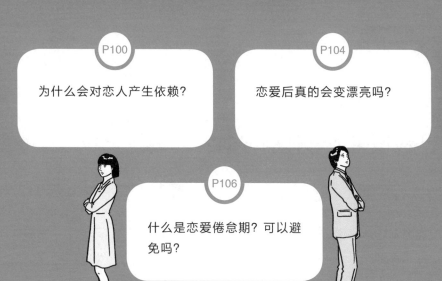

P100 为什么会对恋人产生依赖？

P104 恋爱后真的会变漂亮吗？

P106 什么是恋爱倦怠期？可以避免吗？

恋爱、结婚是永恒的主题。从脑的运作模式学习并了解如何接近的异性、如何克服恋爱倦怠期。另外，还会从脑的角度解说为什么有的人对恋爱没兴趣，有的人容易出轨。

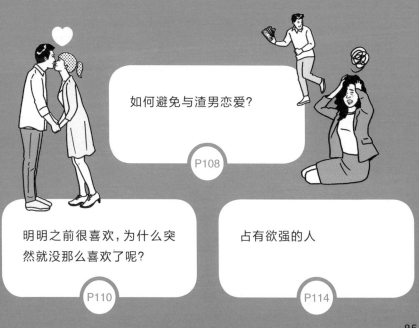

如何避免与渣男恋爱？ P108

明明之前很喜欢，为什么突然就没那么喜欢了呢？ P110

占有欲强的人 P114

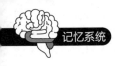

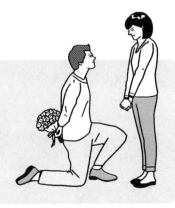

距离交往仅剩一步，
应该采取怎样的行动？

朋友以上、恋人未满的暧昧感觉，真是让人着急啊！
难道就没有能够促进两人关系发展的对策吗？

共享同一记忆可以缩短脑的距离感

虽然关系还算不错，但是不是恋人似是而非……这可以说是心理距离（亲密度）不明确的状态。心理距离也是脑的距离，可以通过信息交换来缩短。

信息交换就是对话，包括通过邮件和聊天软件进行的纯文字交流，只要对话成立，脑与脑之间的距离就不会变。即使一方不善言辞，或是两人相距千里之外，只要脑与脑相距紧密，两个人的关系就一定会发展。

如能两个人一起行动效果更好。吃饭、散步、游玩等普通的约会也可以，但最好是创造"共同完成某件事的记忆"，比如公司的项目、志愿者活动等。

对脑来说，记忆和对话一样，都是"信息"的一种。两个人脑中共同的信息越多，就越会考虑对方的事情，越会有喜欢对方的想法。

不仅是恋爱，在任何人际关系中，都要有"充分了解自己和对方"的意识。不要先入为主，而是要在了解了自己和对方的脑的基础上来交往，比如对方运动系统脑区比较弱，约吃饭比约打球更好，对方视觉系统脑区看起来比较强，那就跟他谈谈艺术，试着以这样"靠近对方的脑"的方式来交往。能够与初次见面的人很快融洽相处的人，就是在无意识中做到了这一点。

靠近对方的脑

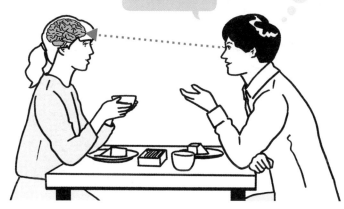

下次一起踢室内足球怎么样？

这个人好像很擅长运动

\ 加藤医师的小提示 /

从脑的角度来看，女性的听觉更优秀，而男性的视觉更优秀。如果意中人是听觉派，就用电话而不是短信传达爱意；如果对方是视觉派，就用眼睛能看懂的礼物等表达爱意。

为什么会做不到呢？

让人不解的行为之谜

解开恋爱与婚姻之谜

解开心理之谜

解开对大脑有益的事情，揭开成功之谜

从大脑的角度解释不可思议的事情

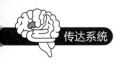

给对方的脑以刺激，在容易被对方接受的表达方式上下功夫

朋友之间交往了很长时间的话，就应该习惯了彼此的脑。和倦怠期(➡p.106)相同,刺激是必要的。

对脑来说,能够产生刺激的是意料之外的事情。最简单的是改变发型和服装。外表和内在的差距越大,给大脑的冲击就越强。故意暴露自己弱点也是一种方法。如果已经建立起了距离恋人一步之遥的信赖关系,那么就下定决心,试着公开自己的弱点吧。

想要传达自己的心情,直接说出"我喜欢你,请和我交往吧"是最好的方法。但是,很多人都很害羞,不擅于用语言来表达自己。

但是,对于视觉系统较弱的人来说,想让他一看就明白是行不通的。如果从脑科学的观点来看,这是一种非常不亲切甚至傲慢的行为,因为这是对对方脑不擅长的领域的一种挑战。想要恋爱顺利,一定要了解和配合对方的脑。

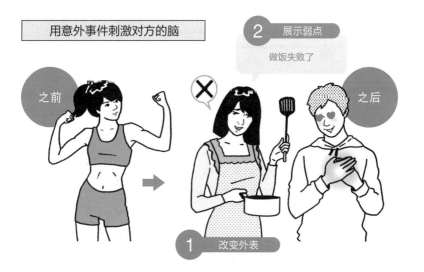

用意外事件刺激对方的脑

2 展示弱点

做饭失败了

之前

之后

1 改变外表

不要责备"你不理解我",而是接受它

如果两人之间距离无法缩短,可能是对方的脑感受到的距离与自己感受到的有差异。首先,想办法增加双方的接触点。此时最重要的是不要试图改变对方。抛弃自己先入为主的观点,完全认可并尊重对方脑的特性。在此基础上再试着表达一下自己的心情。

不要试着改变对方

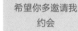

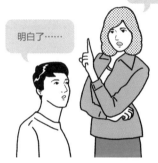

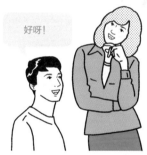

你是否按照对方希望的方式
去看待对方?

把自己的心情传达给对方时,对方的反应就是衡量距离的标准(对方高兴距离就近,反之距离就远)。
如果想让两个人的关系有所进展,就试着努力去配合对方想要做的事情吧。

为什么会做不到呢?

让人不解的行为之谜

解开恋爱与婚姻之谜

解开心理之谜

解开对大脑有益的事情·揭开成功之谜

从大脑的角度解释不可思议的事情

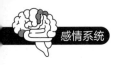

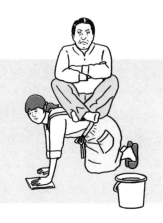

应对大男子主义
的方法

现实生活中很多男人有大男子主义，
他们的大脑是怎样的呢？

无法客观看待自己言行的丈夫的大脑

　　大男子主义的丈夫喜欢在家里摆架子，虽说是一种陋习，但在一些地区或一些人身上却根深蒂固。

　　很多情况下，一个丈夫如果是大男子主义，那么他的大脑往往对自我认知不足。因为没有客观地看待自己的言行，所以也意识不到自己对妻子的跋扈态度。

　　这样的大脑无法接受否定自己的言语。也有些丈夫因为在外工作太忙，没有时间复盘自己和顾及家庭。

说句题外话，衣来伸手饭来张口的丈夫在家里几乎不用脑，所以退休后很容易痴呆，请妻子一定要培养丈夫的兴趣爱好。夫妻各自有自己的兴趣爱好，保持适当的距离会比较好。

与大男子主义丈夫的相处方法

各自有自己的兴趣爱好，保持适当的距离

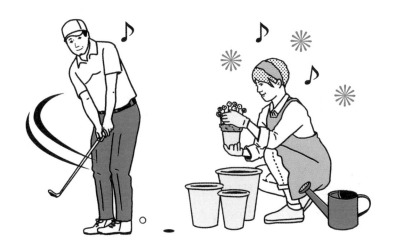

\ 加藤医师的小提示 /

要注意衣来伸手饭来张口的大男子主义丈夫，因为不做家务事，年纪大了容易痴呆。

为什么会做不到呢？

让人不解的行为之谜

解开恋爱与婚姻之谜

解开心理之谜

解开对大脑有益的事情、揭开成功之谜

从大脑的角度解释不可思议的事情

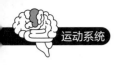

"性"趣不浓是为何？

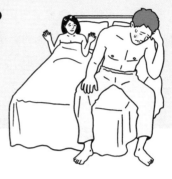

近些年，似乎很多人产生性冷淡，
而且与年龄无关，这与大脑有什么
关联吗？

睡眠不足和运动不足助长了性冷淡？！

从2002—2016年，日本一项社会调查发现，"对性爱不感兴趣，甚至厌恶"的男女人数都大幅增加。而且在最年富力强的20多岁的群体中，对性爱敬而远之的倾向也变得明显，其理由最多的是"麻烦"。

尽管网络的发展增加了人与人之间的交流机会，但现实中的距离却阻碍了恋人间的亲密接触。如果要从脑的角度找出理由，那就是男性激素（睾酮）的减少。大部分的原因都是睡眠不足，也有部分原因是人的视觉系统脑区退化。

从视觉系统传来的信息，通过杏仁核和下丘脑刺激性欲中枢。

然而在视觉能力衰退的情况下，性欲中枢并不能得到充分的刺激。

一般来说，性欲会在剧烈活动之后增强，这一点只要观察脑就能一目了然。运动系统脑区中掌管腿脚的部位位于头顶，而负责性器官运动的部位位于其内侧，并且与感知皮肤感觉的感觉区相邻。也就是说，在脑中，腿脚和性爱是紧密相连的。因此，活动腿脚或者做按摩可以唤醒性兴奋。爱情电影中经常出现的男女在桌子下面勾脚，或者坐在对方旁边并把手放在对方的腿上，这在脑科学上来讲是有道理的。

动动脚来刺激性欲中枢

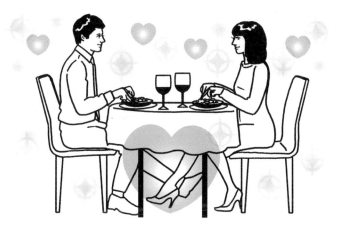

\ 加藤医师的小提示 /

每个人的器官都有自己一天的节奏。因为生活模式和生殖器的节奏有偏差，所以也有可能在合适的时间段里没有性欲。

为什么会做不到呢？

让人不解的行为之谜

解开恋爱与婚姻之谜

解开心理之谜

解开对大脑有益的事情，揭开成功之谜

从大脑的角度解释不可思议的事情

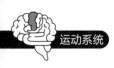

好好睡觉，抬起头，挺直腰背，转动眼球

现在有好多人对外面的世界不感兴趣，这也被认为是性生活变得冷淡的原因。很多人主要的信息入口是视觉，一天中的大部分时间都是看着智能手机度过的，所以，即使眼前出现美女、帅哥，也不会引起性欲。

从以上内容中可以推导出三种改善对策。第一，"保证7 小时以上的高质量睡眠"。根据2017年度日本国民健康·营养调查结果概要（厚生劳动省），日本20岁以上的男女中约75%的人平均睡眠时间不到7小时。所以，应该改变夜猫子的生活习惯，如果有睡眠障碍要去医疗机构就诊。

二是"增加运动量"。不仅要通过跑步锻炼肌肉力量，调整姿势也很重要。无论站着还是坐着，只要挺直腰背躯干就自然能得到锻炼。另外，视线会变高，视野也会变宽，这与第三个改善对策"强化视觉系统脑区"有关。注意观察周围，将美丽的、有魅力的东西输入大脑，提高视觉的灵敏度。

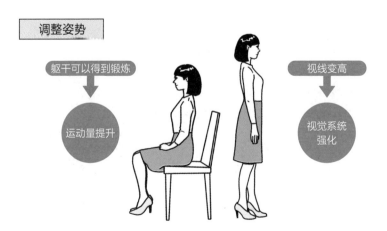

调整姿势

躯干可以得到锻炼　运动量提升

视线变高　视觉系统强化

变得对肢体接触感到愉快

前面提到过的皮肤感觉，它和感情系统脑区联系在一起。厌恶性爱的人大多是脑中认为肌肤接触的感觉不舒服。触摸柔软的毛巾、光滑质地的寝具、柔软的毛绒玩具等，将舒适的皮肤感觉输入脑。

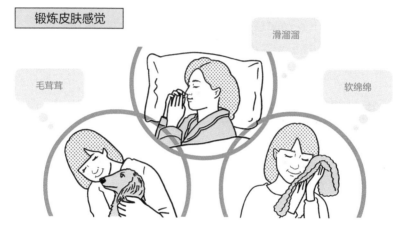

锻炼皮肤感觉

滑溜溜

毛茸茸

软绵绵

建议

女性因激素的作用
会变得性冷淡

女性的脑很不可思议，一旦怀孕，就会在激素的作用下母性泛滥。很多女性在生完孩子后对性爱失去兴趣，这是很自然的，但如果想要消除性冷淡，就有意识地创造夫妻的二人世界吧。

为什么会做不到呢？

让人不解的行为之谜

解开恋爱与婚姻之谜

解开心理之谜

解开对大脑有益的事情·揭开成功之谜

从大脑的角度解释不可思议的事情

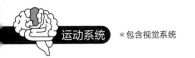

所谓草食系的人

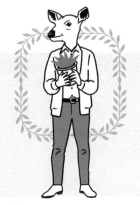

在日本文化中，草食系指一种特定类型的男性，
他们在恋爱中表现出明显的不积极性，
更倾向于待在家里而不是外出社交。

幼年时期玩耍方式的变化是诱因

目前还没有足够的数据来分析草食系的脑功能。

但可以肯定的是这与运动系统脑区有关联性。比如，很多男孩子连抹布都拧不好，不仅是因为握力不足，是孩子整体的肌肉力量都在下降，生命力本身也在减弱。

过去，大自然是少年们的游乐场，他们爬树、跳河，通过玩耍锻炼运动系统。现在他们只会玩手机或玩游戏，虽然手会活动，但腰腿等整个身体都得不到运动，体力上和女孩子没有差别。也许就是因为男女的性别趋于同一化，所以看异性时很难感受到异性的魅力。

运动不足与草食系的人的独特心理也有很大关系。因为多巴胺是激发干劲所必需的激素，只有规律性地活动身体才能分泌多巴胺。

跳舞等有节奏地活动身体时，除了运动系统脑区之外，还会用到视觉系统脑区。草食系男女可能是因为长期运动不足，缺乏欲望，自动去看感兴趣的事物的视觉系统（尤其是动态视力）的功能也很弱，所以无法看到异性的身影。

在这种情况下，与其说他们的大脑中产生了"因为没兴趣所以不看"的现象，不如说产生了"因为不看所以不感兴趣"的现象。加州理工大学的认知神经科学家下条信辅教授将实验中发现的这一现象命名为"视线级联现象"。

运动系统、视觉系统训练

活动身体和眼睛，
多巴胺分泌上升

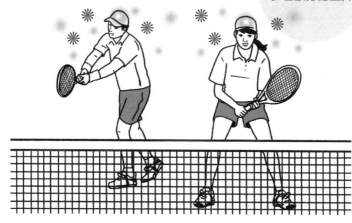

\ 加藤医师的小提示 /

为了锻炼运动系统和视觉系统脑区，推荐棒球、足球、网球等球类运动，这些运动还能防止和改善协调运动障碍（笨拙、迟钝）。

为什么会做不到呢？

让人不解的行为之谜

解开恋爱与婚姻之谜

解开心理之谜

解开对大脑有益的事情 揭开成功之谜

从大脑的角度解释不可思议的事情

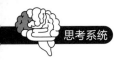

出轨的人和"劈腿"的人

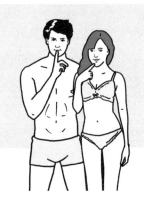

有漂亮的妻子或有很棒的男朋友,
为什么仍有人脚踏两只船?
让我们从脑的角度来审视这个问题。

与神经细胞有关

出轨和"劈腿",本质上是一样的。对脑来说,两者都是"非日常"的。

在和配偶或恋人刚开始交往的时候,人脑中想的是"这个人是什么样的人""怎样交往才能得到期望的结果",等等,被赋予这种种问题的脑会积极地行动起来寻找解决方案,在试错的过程中不断学习理想的行动和思考模式。

这正是恋爱的妙趣所在,学会多少就会习惯多少。脑神经细胞变化越大越活跃。脑本来就热衷于学习,总是在寻求新的课题,一旦习惯了,对一些刺激就会失去反应。这时如果遇到非日常中普通的人、事物,脑的神经细胞就会发生"我想试试看"这种激烈的反应,变得活跃起来。这样就会形成脑成长的良性循环。在神经细胞层面上,追星也是基于同样的道理。

如果硬要说出轨和"劈腿"的区别,那就是对方是不是"别人的东西"。因为别人的妻子或丈夫是不可僭越的，所以如果负责判断善恶（道德）的额叶正常工作的话，即使感受到诱惑也不会付诸行动。真要是这种情况的时候，是脑清醒程度下降的时候——也就是说，脑袋昏昏沉沉、缺乏威慑力的时候。

疲劳、不满和酒精会降低脑的清醒度，所以更要注意自己酒后的行为。

出轨、"劈腿"的人的脑海中

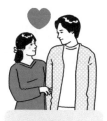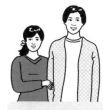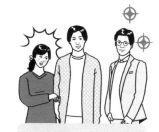

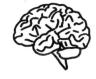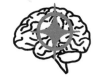

想了解更多！　　已经了解了。　　新的刺激！想了解！

\ 加藤医师的小提示 /

看到自己喜欢的异性，就会刺激多巴胺的分泌，期待也会提高。与此同时，位于前额叶皮质内侧的思考系统开始工作，预测并决定是否可以寻求恋爱关系。

为什么会做不到呢？

让人不解的行为之谜

解开恋爱与婚姻之谜

解开心理之谜

解开对大脑有益的事情，揭开成功之谜

从大脑的角度解释不可思议的事情

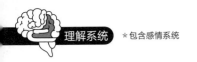

为什么会对恋人
产生依赖？

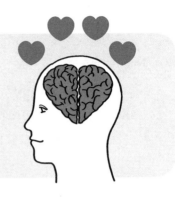

有些人恋爱后满脑子都是恋人，
一旦失恋就会痛苦得活不下去。
这是为什么？

容易依赖是因为脑缺乏成熟的理解系统和情感系统

　　恋爱的时候，脑会不停地检查自己和对方的距离。因此，恋爱本来是促进脑成长的事情，但在容易依赖对方的人的脑中，感情系统脑区容易受到他人的影响，不擅长独立。另外，理解系统脑区不发达，无法正确分析理解与对方的距离。这正是因为恋爱变得盲目的脑。也就是说，因为脑对"自己"没有很好的认知，就像演员封印了本来的自己，完全进入角色一样，失去了自己，完全沉浸在恋爱中。

　　有一种常见的情况是，"男性主动接近我时，我一开始是拒绝的，但最后还是禁不住对方的追求，和他确立了关系，等我意识到的时候，才发现自己已经离不开对方了"。这种情况多见于顺从的"乖乖女"类型的女性。因为一直被教育顺从父母才会被爱，所以脑学会了配合对方的方式。

　　话虽如此，性格顺从的人并不都是容易对恋人产生依赖的人。陷入依赖只是因为在容易依赖的时候偶然地开始了恋爱。

依赖是脑判断的状态，脑本来就有专注于一件感兴趣的事情的特性。因此，当没有其他事情可做时，就容易产生依赖。工作枯燥乏味，没有什么特别的兴趣爱好，也没有什么朋友往来，在这样的时机出现了魅力十足的恋人，脑自然会沉迷其中。

"沉溺于麻药，对其他的事什么都碰不上""工作狂，完全不想结婚"，这些也产生于同样的机制。无论哪一种情况，都如最初所述，无法判断依赖对象与自己的距离。

空闲时间导致依赖

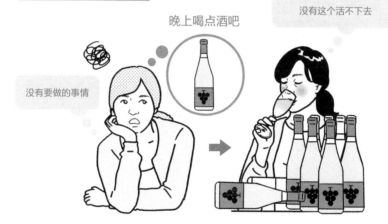

晚上喝点酒吧

没有这个活不下去

没有要做的事情

\\ 加藤医师的小提示 /

右脑的感情系统脑区负责体察他人的心情，与他人产生共鸣。恋爱关系恶化成为跟踪狂的人，其思考系统脑区无法控制感情系统和运动系统脑区。

为什么会做不到呢？

让人不解的行为之谜

解开恋爱与婚姻之谜

解开心理之谜

解开对大脑有益的事情 揭开成功之谜

从大脑的角度解释不可思议的事情

避免产生引发依赖的"空闲时间"

所有成瘾都有一个共同的解决办法,那就是在物理上与依赖对象保持距离。对恋人过度依赖的情况下,首先要减少和对方见面的频率(试着做这个,就能知道自己的依赖程度)。请不要打电话和发短信。不告诉对方目的地就出门旅行也是很推荐的。虽然很痛苦,但想要摆脱依赖,只有这样了。尽量寻求值得信赖的朋友和家人的帮助。也可以根据依赖程度的不同,寻求心理咨询师等专业人士的帮助。

同时,加入兴趣小组、学习新技能、开始打工等,把恋爱以外的事情融入每天的生活中。改变生活习惯和环境,也可作为感情系统脑区的有效训练。在挑战新事物的时候,情绪会很活跃,对自己心情(真心)的敏感度也会提高。告诉脑"除了恋爱以外,还有很多事情可以让人感到幸福"。

为了培养判断力,最好同时进行思考系统脑区的训练。下面介绍几种具体的训练方法。

如何摆脱依赖

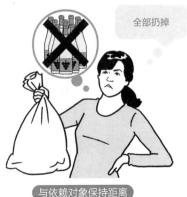

全部扔掉

与依赖对象保持距离

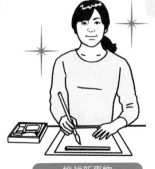

好开心啊

挑战新事物

掌握判断力的思考系统脑区训练

在外面吃饭的时候，练习一下立刻决定菜单，就能改善优柔寡断、随波逐流的毛病。在做家务、买东西的时候设定时间限制，也能有助于养成强制结束脑的依赖状态的模式。对闲置物品进行分类处理，也能提升对无用关系进行切断的能力。

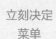

思考系统训练

您需要点……　　　　　A套餐的薯条改成大份，再加上可乐。

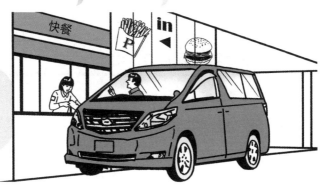

立刻决定菜单

快餐

建议

自己先要爱自己

女性有很强的一想到"被爱着"内心就会平静下来的倾向，为了确认恋人的爱，容易出现偷看对方手机等行为。这在本质上与孩子为了确认父母的爱而胡闹是一样的。要想建立独立、平等的关系，与其寻求别人的爱，重要的是自己先爱自己。

为什么会做不到呢？

让人不解的行为之谜

解开恋爱与婚姻之谜

解开心理之谜

解开对大脑有益的事情，揭开成功之谜

从大脑的角度解释不可思议的事情

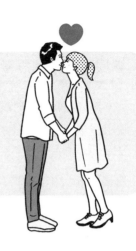

恋爱后真的会变漂亮吗？

女性一谈恋爱就会变美这是真的吗？
恋爱中的脑会发生什么样的事情呢？

脑释放的激素有抗衰老的作用

女性一谈恋爱就会变漂亮，这是真的。为什么呢？因为恋爱的人会在意喜欢的人的目光。因为会一天到晚思考对方是如何看待自己的，脑对自己的认知也会提高。

自我认知的提高会不明原因地刺激雌激素的分泌。雌激素是一种用于治疗更年期综合征的女性激素，对改善抑郁也有效果。在脑中，存在着从作为感情系统中枢的杏仁核到下丘脑的与激素的产生相关的回路。恋爱会刺激大脑回路，分泌雌激素，心情会变得积极，以感情系统为中心，脑的活动也会提高。脑的活性化就是抗衰老，所以我们的外表会变得年轻，内心也会变得从容。这种变化从表面来看即是所谓的"变漂亮了"。

对于男性来说也一样，恋爱中的男性受到男性激素的影响而变得有干劲、积极向上。

恋爱会激活大脑，单方面迷恋也会产生同样效果。只要憧憬着某个人，就能提高超前额叶皮质的耗氧率。

为什么会做不到呢？

让人不解的行为之谜

解开恋爱与婚姻之谜

解开心理之谜

解开对大脑有益的事情　揭开成功的事情

从大脑的角度解释不可思议的事情

根据恋爱对象的不同，也有相反的情况。如果对方是一个我行我素、玩弄人于股掌之间或有精神疾病（➡p.82）的恋人，则会消耗自己的能量。如果一切都听对方的，自我认知会下降。这样说来，从杏仁核到下丘脑的回路中，有些恋爱起着积极作用，有些恋爱起着消极作用。

既然要谈，那就谈一场"对大脑有益"的恋爱吧！特别是女性，从50岁开始雌激素的分泌量就会下降，所以无论到了多大岁数都不要忘记恋爱的心情。

| 因为恋爱变漂亮的机制 |

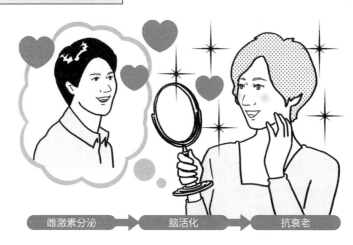

雌激素分泌 ➡ 脑活化 ➡ 抗衰老

\ 加藤医师的小提示 /

我的祖母经常说："男人一恋爱就会食欲大增，女人则会食欲减少。"过去的人可能根据经验而知道恋爱有减肥的效果。

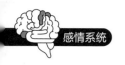

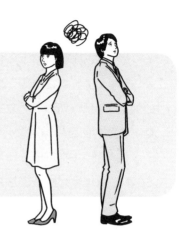

什么是恋爱倦怠期？
可以避免吗？

刚认识时的悸动已不知去向，
如何从容面对充满了沉闷感的
恋爱倦怠期呢？

两个人一起行动的范围变小的状态

　　恋爱倦怠期可以分为两种类型：一种是"目的不一致型"，即两人中有一方想要结婚但无法进展，只能拖拖拉拉地交往；另一种是"行动半径缩小型"，即约会减少，交流减少。前者最终大多会分手，但后者只要想办法就有可能逃脱倦怠期。

　　恋爱倦怠期的持续很无聊，但也没有分手的理由。"继续保持关系也没关系"。即使在一起，能量也不会流失，所以可以安心。这样的倦怠期也能够持续下去，不是一件值得高兴的事情吗？

　　对于长年相伴的情侣来说，倦怠期几乎成了日常。为了刺激已经习惯了的大脑，提高亲密度，做一些"和平时不同的事情"是有效的。

　　单独行动的话容易导致劈腿(➡p.98)，所以"两个人一起"行动是必要的。例如，有共同的兴趣爱好、一同照顾父母等，创造两个人一起合作的机会吧！

　　两个人一起行动的经验会作为记忆输入脑中。这种"回忆相册"在脑中越多，感情系统脑区受到的刺激也越多，对彼此的喜爱和共鸣也会越来越强烈。

　　度过倦怠期之后的目标是什么？面对这一难题，脑会拼命思考并采取行动。因此，倦怠期是锻炼脑的绝好机会。毫不夸张地说，脑拥有的"恋爱潜能"是通过倦怠期得到磨炼的。走过倦怠期的考验，才会有真正的爱情。

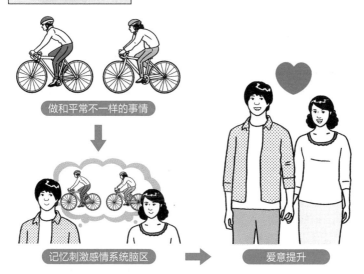

摆脱倦怠期

做和平常不一样的事情

记忆刺激感情系统脑区

爱意提升

\ 加藤医师的小提示 /

即使现在觉得无聊，也不一定会永远持续下去。请不要只看现状而停止思考。要理解状况总是在变化的，一同描绘未来吧！

为什么会做不到呢？

让人不解的行为之谜

解开恋爱与婚姻之谜

解开心理之谜

解开对大脑有益的事情 揭开成功之谜

从大脑的角度解释不可思议的事情

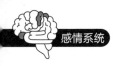

如何避免与渣男恋爱？

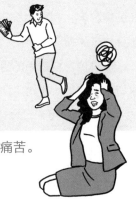

总有一些女性会因爱上渣男又不忍放手而痛苦。
只要锻炼脑，就能切断这种痛苦。

与其培养看男人的眼光，不如强化自己看自己的眼光

决定"喜欢/讨厌"的是脑的思考系统和情感系统。但是有时会同时存在两种截然相反的感情，你和你的脑之间产生分歧，一方认为"讨厌这样的男人"，另一方则认为"喜欢这样的男人"！当出现这种矛盾时你自己也不知道哪个才是真实的想法。以这种状态开始交往的话，对方是渣男的可能性很大。

想要改掉被渣男吸引的坏习惯，首先要把注意力转向自己。请把体谅别人的心情放在后面，珍惜自己的心情。如果自己和自己更加亲近的话，就能明确和他人的距离，就能清楚地判断出讨厌的人确实是讨厌的人。

关注自己最简单的方法就是先关注自己的"行动"，而不是自己的思考和感情。到哪里去了？穿了什么衣服？在说什么话？将这些耐心地记录下来，应该能看到"吸引渣男的行为模式"。

在行动模式中，请特别注意经常去的地方。不同的场所出现的人群往往也有着一定的特点。

比如，大学校园咖啡馆里的顾客基本都是学生；而华尔街的咖啡馆里的顾客大部分都是成功的商务人士。

总遇到渣男，说明你身处渣男比率较高的地方。我遇到过被男人骗了两次的女性，问她住在哪里，果然是治安很差的地区。不仅是相遇的场所，相遇的时间段也很重要。在闹市区，即使是同一家店，白天和晚上的顾客层也是不同的。客观地了解自己的行为也是非常重要的。

关注自己的行为模式

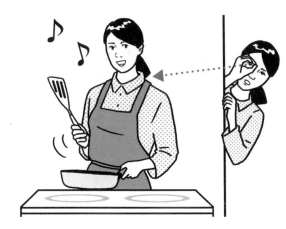

今天过了中午才起来

戴着新围裙

正在烤薄饼

\ 加藤医师的小提示 /

有夜生活习惯的人，请努力改变自己的生活方式吧。我个人的意见是，跟男人白天见面绝对比晚上见面好！在头脑清醒的时候更容易遇到好男人。

为什么会做不到呢？

让人不解的行为之谜

解开恋爱与婚姻之谜

解开心理之谜

解开对大脑有益的事情·揭开成功之谜

从大脑的角度解释不可思议的事情

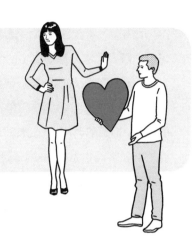

明明之前很喜欢，
为什么突然就没
那么喜欢了呢？

曾经喜欢得要死，
突然觉得对对方的感情变淡了，
这个时候脑里到底发生了什么呢？

当憧憬成为现实，大脑的动力就会下降

这是脑的正常功能。恋爱中每个人都有热度减少的一天，只是时机早晚的不同。

喜欢上一个人的时候或者刚开始交往的时候，不太了解对方。对方的性格如何、有什么爱好、喜欢吃什么、生日是什么时候、经常出入哪里……因为有很多不懂的地方，所以脑会努力收集信息。

"如果我这么说，他会怎么反应？""送礼物他会高兴吗？"脑中还会有各种想象，想象幸福的场景（预测奖励）可以促进多巴胺的分泌，让脑进入干劲十足的状态。利用脑功能成像的头验也表明，闭上眼睛想象物体要比直接看着物体使用到更多的脑区。

开始交往后，想象变成现实（实际体验），关于对方的信息通过五感传递给脑。脑根据这些数据分析并了解了如何与对方相处更顺利，不再使用更多的脑区，进入节能模式。

可以说，恋爱热情减少就是脑减少工作了，或者说，脑的使用效率非常高。

经常换恋人的人，大多是在短时间内发挥惊人专注力的"过度专注"型的脑。一旦脑的运转模式被破坏就无法工作，所以对待恋人的态度会是"我改变不方便，你来改变吧"这种，所以如果恋人没有改变，就会做出"这个人对我不是必要的"的判断，于是便会分手。这种类型的人的脑容易对眼前出现的事物做出反应，所以很快就会找到下一个恋人。

脑不运转，恋爱热度减少

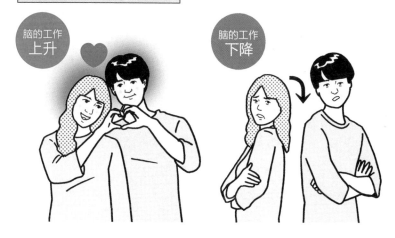

脑的工作
上升

脑的工作
下降

＼ 加藤医师的小提示 ／

脑过度集中型的人转换得很快，所以即使失恋了，也会很快找到下一个恋爱对象。

为什么会做不到呢？

让人不解的行为之谜

解开恋爱与婚姻之谜

解开心理之谜

解开对大脑有益的事情，揭开成功之谜

从大脑的角度解释不可思议的事情

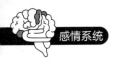

真的喜欢过对方吗?

恋爱与感情系统脑区有着很深的关系。感情系统的左脑侧和右脑侧都很发达的人,属于自我迷恋类型的人。这种人的脑能诚实地面对自己的感情,"决定了就去做"。例如,有两个喜欢的人,如果与A相比,自己更喜欢B,就会果断放弃A开始接近B。

这是一开始喜欢后来变淡的情况,除此之外,还有很多"一开始就没那么喜欢"的情况。

对人产生依赖的情况(➡p.100)是触碰到了右脑的感情系统,但是左脑的感情系统尚未成熟,比起捕获他人的情绪,更难捕捉自己的心情。明明不是那么喜欢,却固执地认为是喜欢。另外,即使在交往中隐约察觉到"哪里不对",也会装作没有察觉到自己的这种反应。直到与对方有大的冲突矛盾时,才意识到自己的真实想法。具有这种脑的人容易吸引渣男(➡p.108)。

| 感情系统不成熟,无法察觉自己的心情 |

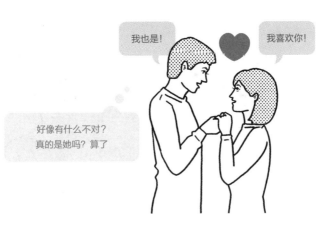

锻炼左脑的感情系统脑区，就能了解自己的真实想法

如果不关注自己，就无法培养自我情感。请注意自己的心理活动。感情本身没有善恶，感觉到什么都没关系。当你开始注意到各种各样的情绪时，就把他们表达出来刺激脑吧。笑也好哭也好，我推荐大家把对自己情感的发现记下来。

感情系统训练

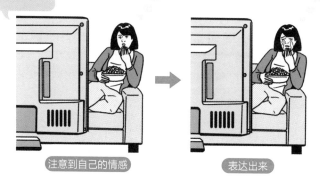

啊，这可能是悲伤

别走！

眼泪停不下来

注意到自己的情感

表达出来

建议

因为感情变淡分手和
"被欺骗后抛弃"是不同的

如果对方毫无缘由地情绪突然冷淡下来，说不定是一开始就打算骗你。

看清这个差异是非常重要的。锻炼视觉系统脑区，提高"眼力"。

113

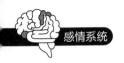

占有欲强的人

有些人在恋爱中容易嫉妒或有很强的占有欲，
试着观察一下这种人的大脑，
就会发现这是一种意想不到的强大能力。

根据表现方式的不同可能好也可能坏的本能欲望

　　虽然大脑中并没有"嫉妒细胞"和"占有细胞"，但每个人都有嫉妒心和占有欲。如果一个饥饿的人看到在吃饭的人不感到"羡慕"的话就不会采取行动去获取食物而最终饿死；如果一个母亲对自己的婴儿完全没有占有欲，弃养弃婴就会盛行。嫉妒心和占有欲这两者都是生存所必需的。

　　嫉妒和欲望通常被隐藏在心里，但当运动系统受到某种刺激时，它们就会转变为一些言行举止表现出来。这个时候使用什么样的语言或采取什么样的行动，都是因人而异的。例如，嫉妒同期进公司的竞争对手，有人会气哼哼地说："那家伙太狡猾了，总是讨好部长。"有人则会积极思考并努力："我不甘心，怎么做才能赢他呢？"这两种人给周围人的印象是完全不同的。占有欲也有不同程度的差别，表现也会不同，比如有的人会因占有欲监禁对方，已经涉嫌犯罪；也有的人只是窥探对方的生活，如查看恋人的手机等。

　　嫉妒，需要有可以作为比较对象的他人的存在。占有欲也必须有对手和观众的存在才成立。无论哪一种都是自己与他人的竞争，都是想要在竞争中获胜的尝试。

　　因此，可以说嫉妒心强、占有欲重的人，是能力比较强、有竞争心和上进心的人。虽然想在竞争中获胜，但他们也有很强的能力分辨自己能做的事和不能做的事。例如，他们可能会嫉妒买了几万元包包的朋友，但绝对不会去跟用现金买了豪宅的人竞争。

嫉妒心强的人的头脑

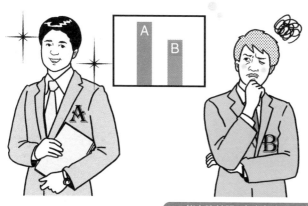

那家伙的销售额很高啊

不甘心啊，下次一定要赢

能力比较强，有竞争心和上进心

\　加藤医师的小提示　/

虽然竞争力强，但也有人无法区分现实和愿望的一面。对不想结婚的恋人，执着地坚信只有自己是特别的，结果被甩了……这是典型的因占有欲而导致的悲剧。

为什么会做不到呢？

让人不解的行为之谜

解开恋爱与婚姻之谜

解开心理之谜

解开对大脑有益的事情，揭开成功之谜

从大脑的角度解释不可思议的事情

P118

自我价值感高的人和自我价值感低的人

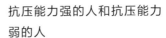

P122

抗压能力强的人和抗压能力弱的人

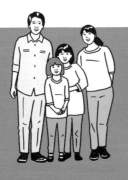

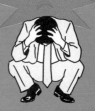

解开心理之谜

好恶是由脑判断还是由心判断？

P126

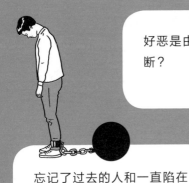

忘记了过去的人和一直陷在过去里的人

P130

有拖延症的人

P132

抗压能力强的人、抗压能力弱的人、大大咧咧的人、一丝不苟的人……世界上有各种各样的人。不要觉得是个性就放弃，了解脑的运转机制并锻炼它吧。此外，我们还将观察在感到揪心或感动时，脑和心会发生什么变化。

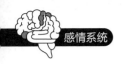

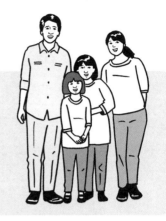

自我价值感高的人和
自我价值感低的人

根据日本内阁府的调查，日本年轻人的自我价值感非常低。
归根结底，自我价值感的差距是从哪里产生的呢？

被爱的人自我价值感高

所谓自我价值感，是指对自己的价值的感觉，即如何看待自己、认为自己如何。自我价值感越高，就越能承认真实的自己，觉得自己的存在有价值。

这种自我价值感高的人，不会被他人的意见和评价所迷惑，即使有不开心的事情也能很快地恢复和转换心情。从心理上来说，"自己是自己，别人是别人"，心理界限非常明确。

从脑的角度来看，左脑侧的感情系统脑区发达，自我认知就会高。不压抑缺点和消极情绪，拥有"这就是我"的认知力，能够认识到自己存在的价值，有一种"我只要做自己就好，我可以活成这样"的感觉。

一般来说，幼年时期在父母和周围人的关爱下长大的人自我价值感会很高。这是因为这些被爱的经历和体验会作为记忆储存起来，脑认为"自己的存在会给他人带来好的影响"。

　　另一方面，从小受到虐待或忽视，或是在支配性、依赖性强的父母身边长大的人，很少有被爱的经历和体验，因此，没有"能活出真实的自己"的自信，自我价值感也很低。

　　另外，因为没有丰富的充满爱的肌肤接触经验，皮肤感觉也没有得到培养。皮肤感觉对感情系统脑区的发展有很大的影响。因此，皮肤感觉弱的话，不仅难以理解自己的感情，也不知道如何爱别人。

被爱的体验会提高自我价值感

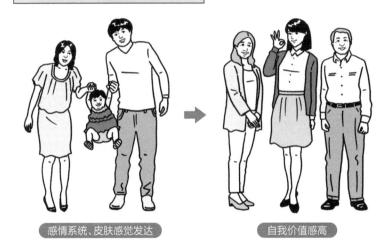

感情系统、皮肤感觉发达　　　　　　　　自我价值感高

加藤医师的小提示

在父母和周围人的关爱下长大的人，会感受到他人对自己的重视，并在这样的反复循环中确信自己存在的价值。

为什么会做不到呢？

让人不解的行为之谜

解开恋爱与婚姻之谜

解开心理之谜

解开对大脑有益的事情，揭开成功之谜

从大脑的角度解释不可思议的事情

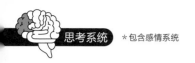

自我价值感低的人容易很快否定自己

如果对自己的感情迟钝，就会优先考虑他人的感情，所以无法对讨厌的事情说"不"，也很难在人生中找到乐趣和喜悦，能感受到的只有生存的艰辛。与看起来幸福的人相比就会否定自己，陷入越想越失落的负面循环。

自我价值感高的人也会有失落的时候，但他们不会认为"这是因为自己的存在本身有问题"。但是，自我价值感低的人，会认为自己的一切都不行。

思考之后感到沮丧，是因为思考系统和情感系统脑区只用于自我否定。消极的思考之所以无法停止，是因为这种思考方式已经成为脑的思维定式。另外，脑具有容易适应环境的特性。如果置身于消极的人较多的环境中，脑也会随之变得消极。

像这样了解脑适应环境的特性，调整脑区的平衡，就有可能提高自我价值感。最简单的方法是利用脑"模仿而快乐"的特性，"从形式开始"。

模仿自我价值感高的人

像那个人一样大大方方地说话吧

模仿自我价值感高的人，自己的自我价值感也会提高

你的周围有自我价值感很高的人吗？家人、朋友、艺人都可以。请试着模仿那个人的姿势、服装和说话方式。表现得自信的话，也会刺激相应的脑区，心情会变得积极，也不会在意细小的事情。

建议

写"自我表扬日记"，提高自己的存在价值

推荐自我价值感低的人用"表扬日记"来锻炼大脑。无论多么小的事情，只要每天表扬自己一次就可以了。习惯了之后请增加数量。脑本来就具有"受表扬而发展"的特性，所以请一定要试一试哦！

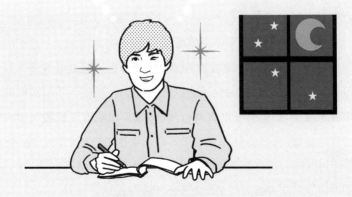

笑着打招呼了

今天没迟到

为什么做不到呢？

让人不解的行为之谜

解开恋爱与婚姻之谜

解开心理之谜

解开对大脑有益的事情，揭开成功之谜

从大脑的角度解释不可思议的事情

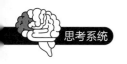

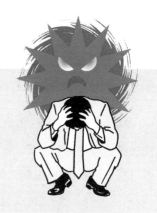

抗压能力强的人和
抗压能力弱的人

我们每天都会面对各种各样的压力和难题，有的人会沮丧，
有的人会充满斗志，那该如何打造永不服输的大脑呢？

压力激素的分泌量与思考系统脑区的发达程度

皮质醇值低的人抗压能力强，皮质醇值高的人抗压能力弱。皮质醇是肾上腺对外界刺激产生的压力做出反应而分泌的激素，又被称为"压力激素"。

本来是为了保护身体免受压力而分泌的激素如果分泌过剩，就会出现免疫系统紊乱，出现心悸、气喘、胃痛、烦躁、不安、忧郁等强烈的压力反应。

皮质醇的分泌量从早晨开始增加，到傍晚达到顶峰，在睡觉的时候则会减少。也就是说，熬夜的生活习惯和睡眠不足会导致皮质醇分泌周期紊乱，抗压能力变弱。另外，晚上好好睡觉的人，不仅皮质醇在夜间分泌减少，而有助于治愈身心痛苦、修复组织的生长激素和内啡肽的分泌会增加，所以就算发生不开心的事也能迅速恢复心情。有这种生活习惯的人身心都很健康，长寿的人也很多。令人不可思议的是，100岁以上的长寿老人的前额叶皮质都非常发达。

　　前额叶皮质主要位于大脑额叶的前部，是大脑组织的一部分，与多种功能密切相关。

　　一个人如果这里发达，则抗压能力强，干劲十足，好奇心旺盛，能积极接受新信息并付诸行动。如果你想解决抗压能力差的问题，不妨学习一下这些长寿老人的生活方式。

好好睡觉能抗压

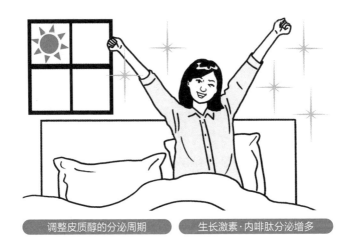

调整皮质醇的分泌周期　　　生长激素·内啡肽分泌增多

\　加藤医师的小提示　/

我在成为医生之后，抗压能力明显变强了。埋头于患者的护理中我逐渐变得坚强。在海外学会反复做口头演讲也让我获得了很多经验。

为什么会做不到呢？

让人不解的行为之谜

解开恋爱与婚姻之谜

解开心理之谜

解开对大脑有益的事情 揭开成功之谜

从大脑的角度解释不可思议的事情

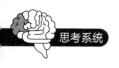

抗压能力低的人处理不好人际关系

抗压能力差的人，容易因为一点小事就受伤，所以会无意识地逃避压力来保护自己。有人逃避工作宅在家里就是典型的例子。与其说是因为在公司遇到了不愉快的事情而不能去工作，不如说是因为无法承受在公司这个系统中持续地被约束或被要求完成定额的压力。

这种类型的人对人际关系压力的承受能力特别弱，所以比起集体工作，更适合从事自由职业，在家或远程工作。具体来说，比起销售职位，这种人更擅长会计等职位，或者文案撰稿人、翻译家等只要一个人埋头干而鲜于与他人交流的工作，或者像在工厂里默默组装零件这样的工匠类工作也很适合。抗压能力弱的人也有自己的工作方法。

虽说如此，24小时都按照自己的节奏工作，脑会衰退，对健康也不好，所以还是稍微给自己加点负荷吧。每周或者每个月见一次人也没关系，推荐去当志愿者等"为他人奉献的活动"。

如何消除人际压力

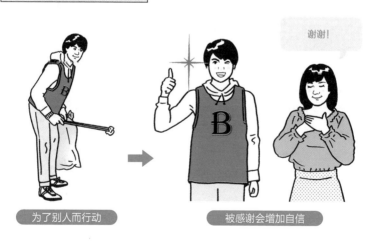

谢谢！

为了别人而行动

被感谢会增加自信

为什么会做不到呢？

让人不解的行为之谜

解开恋爱与婚姻之谜

解开心理之谜

解开对大脑有益的事情·揭开成功之谜

从大脑的角度解释不可思议的事情

不断积累小的成功体验，就能抵抗人际压力

为他人工作而得到的感谢，会作为成功的体验输入脑中，对人际关系产生自信。脑的训练和肌肉训练一样，需要日积月累。降低门槛，不焦急于结果。打造抗压的脑，健康长寿吧！

建议

如果压力大的话，通过早睡早起来恢复吧

睡眠是皮质醇分泌正常化的关键。每天睡7个小时，第二天早起，沐浴阳光。如果可以的话请出去散散步。在阳光下散步是促进血清素（抗抑郁和安眠的重要激素）分泌的最简单的方法。

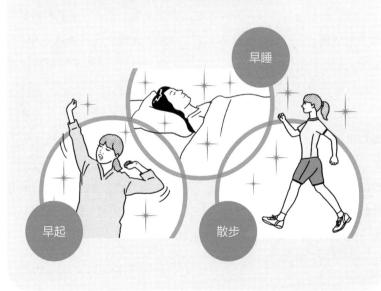

早睡

早起

散步

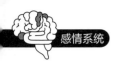

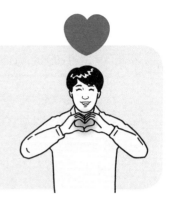

好恶是由脑判断还是由心判断？

我们有时会在某一瞬间对一些事物
产生莫名的喜欢或厌恶，
那么，这种判断是哪里下达的呢？

大脑杏仁核决定好恶

处理好恶信息的中枢是杏仁核。杏仁核是感情系统脑区的中心，与额叶的思考系统脑区联动，负责判断对事物的喜好和厌恶。

杏仁核最重要的作用是保护自己免受危险，所以对外界的危险刺激非常敏感。特别是对自己来说，不愉快的感情比快感来得更早、更强烈。反过来说，在什么事都没有的时候，我们也非常不擅长感知自己的感情。

如上所述，由于识别自己情绪的系统本身并不成熟，所以大多数人如果不深入探究，就无法了解自己的真实想法。如果只靠自己的力量去做，会给脑造成很大的负担。为了避免这种负担，很多人会在无意识中根据感情系统产生的好恶而选择生活方式。也就是说，如果没有意识的话，思考系统脑区就不会做出判断，而是将感情系统感受到的、产生的心情直接认定为自己的心情。

如果被感情系统产生的好恶牵着鼻子走，内心真正想做的事情和实际行动之间就会产生偏差。

具体的例子就是常见的"不舍得扔垃圾"。虽然我们发自内心地认为"把这个扔了应该会心情舒畅吧"，但已经习惯了垃圾的脑却做出了"我喜欢这个"的判断。其结果就是不舍得扔垃圾。

同样的事情在工作、恋爱、减肥中也都频繁发生。

好恶是感情系统产生的

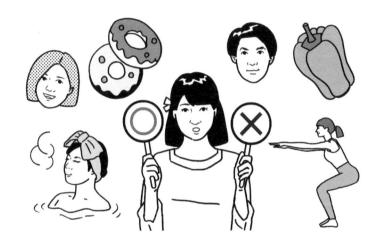

＼ 加藤医师的小提示 ／

我观察了1万多人的大脑，发现只有极少一部分不寻常的"有个性"人的脑具有成熟的自我感情。理解自己比想象的要难。

为什么会做不到呢？

让人不解的行为之谜

解开恋爱与婚姻之谜

解开心理之谜

解开对大脑有益的事情　揭开成功之谜

从大脑的角度解释不可思议的事情

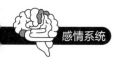
不受感情影响，拥有明确的判断标准

说到底，好恶是由杏仁核自动识别出来的，我们无法有意识地控制它（虽然不能说绝对不可能，但相当困难）。

而且，由于与杏仁核旁边的海马体相互传递信息，过去的记忆信息也成为判断依据。因此，当我们想要开始某件事的时候，如果以自己的好恶为标准，就会因为不喜欢而不去做该做的事，或者做了不用做的事。

因此，为了有意识地让思考系统脑区介入，要有具体而明确的判断标准，这样就可以避免依赖好恶这种模糊的东西而导致的失败。

如果你正在相亲中，在找伴侣之前，先在纸上写下你想和什么样的人结婚，比如"性格合得来比外表重要""把家庭放在第一位的人"等。这是一个明确的标准，可以避免被感情牵着鼻子走而选择了只有长得帅或者工作能力强却不重视家庭的伴侣。

平时可以多问问自己："我其实是怎么感觉的？其实想做什么？想成为什么样的人？"这样有助于了解自己内心的真正需要。

有明确的判断标准

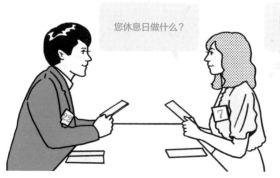

超越暧昧的"好恶"，用"真心话"生活

　　经常询问自己的真实想法，其实就是在关注自己。而且，这才是发展自我感情不可或缺的要素。看清自己，喜欢自己。或者，通过努力成为自己喜欢的自己。

了解自己的真实想法

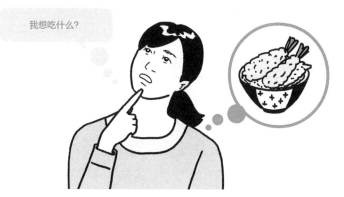

我想吃什么？

建议

告诉脑，
放弃原来的做法也没关系

包括杏仁核在内的大脑边缘系统，是与本能密切相关的原始脑。基本上是为了生存下去的"防御系统"，在很久以前的狩猎采集社会中发挥了很大作用，但在现代社会有时反而会成为阻碍。就像教小孩子一样，温柔、耐心地培养脑吧。

为什么会做不到呢？

让人不解的行为之谜

解开恋爱与婚姻之谜

解开心理之谜

解开对大脑有益的事情，揭开成功之谜

从大脑的角度解释不可思议的事情

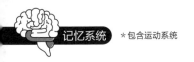

忘记了过去的人和
一直陷在过去里的人

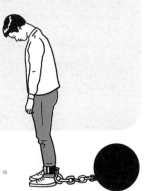

我们的记忆机制是一样的，
但有的人健忘，有的人总陷在对过去的回忆中。
为什么会有这样的差异呢？

反复回忆的事情会深深地刻在脑子里

对过去经历过的事情的记忆被称为"情景记忆"，不仅是人和事，时间和空间信息以及感情也会一起被记忆在脑的某一部分。虽然很多情景记忆会随着时间的流逝而逐渐淡化，但只要反复回忆，记忆痕迹细胞（再生回忆的神经细胞群）就会活跃起来，留下深刻的记忆。

也就是说，总是忘不了过去的人，是因为回忆过去的时间很长。因为反复回忆不愉快的情景，脑会将其判断为"重要事项"并重点强化。那件事在脑内还没有"完结"。这在心理学上被称为"蔡格尼克效应"。

相反，没有时间回忆过去的人，情景记忆就不会牢固。像网站记者和杂志编辑这样以分钟为单位工作的人就是典型，别说10年前了，就连昨天的事情都不记得也是理所当然的。有这种大脑的人虽然会因忘记约会而迟到，这是缺点的一面，但优点是即使遇到不愉快的事情也能很快忘记。

　　有一种方法可以强化长期记忆力，同时减少回忆不愉快记忆的时间，那就是写"回忆日记"，而只记录享受的事、开心的事。最好是睡前写当天的事情，如果觉得难的话，第二天早上回想前一天的事情来写也是可以的。每天至少写一篇自我表扬的"表扬日记"也很推荐。坚持下去的话，与记忆系统脑区密切联动的感情系统脑区也会受到刺激，所以说这是一种非常棒的训练。

当你想起不愉快的事情时

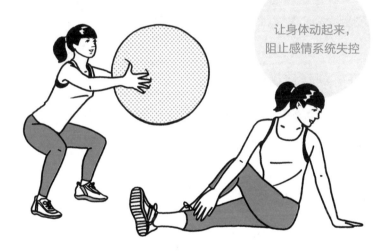

让身体动起来，
阻止感情系统失控

\ 加藤医师的小提示 /

反复想起不愉快的事情而心情低落的时候，可以活动身体，使用运动系统等其他脑区。将意识转向身体，就能阻止感情系统失控。

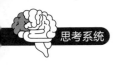

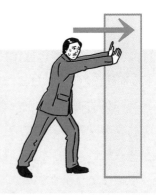

有拖延症的人

总有一些麻烦但必须要做的事，

但为什么现在不想做或觉得做不到，

不是因为内心脆弱，而是因为脑觉得麻烦

麻不麻烦是根据时机由脑决定的

如果眼前有一个很低的箱子，即使不试我们也会觉得"这个能跳上去"。如果有箱子远远超过自己身高，我们瞬间就会判断不可能跳上去。

人类的脑能够在瞬间判断哪些事情是自己容易处理的，哪些事情是自己无法处理的。其标准就是现在自己的脑所拥有的能力。脑会将眼前的事物与自己目前的能力相对照，估算自己的负荷，瞬间决定能做或不能做。

这里的关键在于"现在的脑力"。脑运转良好、状态良好的时候和疲劳、发呆的时候发挥的脑力是有差异的，所以即使是同样的任务，脑也会根据时间的不同而做出不同的判断。这是脑判断做不到，觉得"麻烦"的第一种情况。

第二种情况是做平时不习惯的事情。这种情况下会给脑造成很大的负担，认为"不行！太麻烦了"，脑就会退缩。

遇到麻烦的事情时，先决定"等脑状态最好的时候再行动"，然后暂时搁置吧。脑清醒度高的时间段因人而异，一般来说，上午清醒度高，午餐后逐渐下降。因此，麻烦的事情不要在晚上做，放在第二天早上就好了。从中午到傍晚清醒度较低的时候，可以通过咖啡因、小睡、轻微运动等让大脑恢复活力后再行动。

除了这些速效的应对方法之外，平时给大脑增加负荷，就能提高对麻烦事的耐受性。就像习惯了举起10千克的杠铃，就会觉得5千克很轻一样。

恢复脑活力的方法

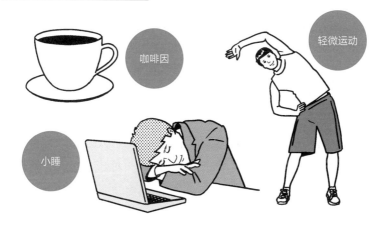

咖啡因

轻微运动

小睡

\ 加藤医师的小提示 /

我自己把查看邮件的时间从晚上改为早上9点前，原来需要两三个小时才能完成的工作在30分钟就能完成。平时要注意休息，提高脑的活力。

为什么会做不到呢？

让人不解的行为之谜

解开恋爱与婚姻之谜

解开心理之谜

解开对大脑有益的事情，揭开成功之谜

从大脑的角度解释不可思议的事情

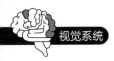

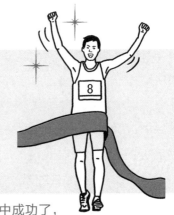

临场超常发挥的人
和失常发挥的人

有的人什么都没准备却在正式比赛中成功了，
有的人已经做好了万全的准备，却在正式比赛中失败了。
用脑科学该如何解释这种情况。

能否用眼睛和耳朵立刻做出反应的区别

　　以在人前演讲为例，比较一下正式演讲能力强的A和能力弱的B的脑。

　　站在演讲台上的A，他的脑会接收到观众席上听众的人数、年龄层、男女比例、面部表情等诸多视觉信息，以决定最适合这个场合的讲话流程、声调、措辞等。在演讲过程中也继续调动视觉系统，同时用耳朵接收笑声、嘈杂声、沉默等听觉信息，随时分析和解释观众席的反应。然后，根据情况的变化想出适当的应对方案，即所谓的"即兴表演"。也就是说，这种人的视觉系统脑区、运动系统脑区、理解系统脑区都很发达。

　　与此相对，B知道自己在正式演讲上很弱，所以会精心准备演讲稿，反复阅读练习后再上台演讲。

为什么会做不到呢？

让人不解的行为之谜

解开恋爱与婚姻之谜

解开心理之谜

解开对大脑有益的事情，揭开成功之谜

从大脑的角度解释不可思议的事情

但是，如果演讲过程没有想象中那么受欢迎，或者发生时间突然改变等预想之外的事情，人就会变得僵硬。因为他们不会根据当时的状况做出判断，而是通过检索脑海中的记忆（过去的经验）来应对。就与考试遇到了和之前学的不一样的问题时会感到慌张一样。

像这样不擅长即兴发挥的人，要想在正式比赛中变强，就要养成模拟"最坏结果"的习惯。请让思考系统脑区和理解系统脑区全面运转，想出一大堆各种危机状况和应对方案。然后，锻炼运动系统脑区，使之实际付诸行动。

擅长演讲的人能即刻应对突发状况

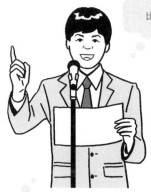

比想象的时间还少啊

好吧，那个话题就简短点吧

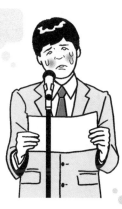

怎么办……

╲ 加藤医师的小提示 ╱

设想最坏的情况，倒推对策，这是医生和护士经常使用的思考法。这也是灾难、恐怖袭击、企业管理等各种危机管理的基础。

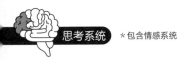

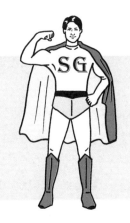

正义感强的人

不允许不正当行为是很了不起的，
但也有对规则过于较真的人。
正义感强的人的大脑有什么样的特征呢？

既是和平的基础也是对立的种子

　　正义到底是什么？古希腊哲学家亚里士多德的定义为，"某个人的价值给予相应的回报（名誉和财产）"和"某个人的行为得到让人接受的理所当然的报应（报酬或者制裁）"——也就是说，公平性＝正义。这种想法一直延续到现代社会，并反映在法律上。另外，道德伦理上的正确性也被称为"正义"，将某一种行为与良心而不是法律相对照，成为判断善恶的标准。

　　正义是人类为了安全、健全地生存而制定的社会规范。拥有同样的正义感会增强同伴意识，促进提高亲和性的激素——催产素的分泌。正因为有了正义，伤害他人等偏离"为人之道"的行为才能得到抑制，人们才能和平地生活。

　　但是，同伴意识同时也会产生排他性。对自己而言的正义或正确未必对他人而言也是正义或正确的，如果"不能容忍与自己不同"就容易导致争执的发生。

"因为和自己不同，所以不能原谅"，乍一看这似乎是由思考系统脑区所掌控，但实际上是一种主观感情，是一种缺乏公平性的"只属于自己的正义（或正确）"。社交软件上的论战、炫耀、仇恨言论就是打着个人正义（或正确）"旗号的制裁行为，和"怪物脑"是一样的(➡ p .66)。因为相信自己是正确的，所以没有罪恶感，反而会"心存好意"地对对方做的事情指手画脚，让对方感到厌烦。这是一种情绪超前（感情系统脑区）而判断力停止（思考系统脑区）的状态。

自己的正义（或正确）不等于他人的正义（或正确）

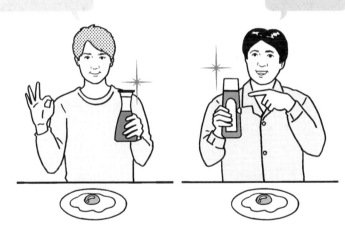

煎鸡蛋用酱油！

绝对是酱汁！

加藤医师的小提示

真正意义上正义感强的人是思考系统脑区平衡良好的人，是在具有判断力的基础上加上"我能做什么"的思考，并对此给出明确答案。

为什么会做不到呢？

让人不解的行为之谜

解开恋爱与婚姻之谜

解开心理之谜

解开对大脑有益的事情，揭开成功之谜

从大脑的角度解释不可思议的事情

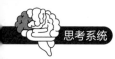

经验越多，就越能掌握客观的视角

当然，有自己的信念是很重要的。但是，如果仅仅满足于此，就不能说充分利用了我们的脑。在自我信念中加入客观的视角，脑就会成长。"这个人做的事我绝对不能原谅！"——不能陷入杏仁核制造的自我感情而停止思考(➡p.126)。使用思考系统脑区，做"会不会有其他的看法"的思考，在分析的基础上得出最终的结论。

正义具有随情况变化的性质。但是，在没有积累足够的人生经验之前，是很难意识到这一点的。

我想每个人在青春期时都曾有过这样的经历，觉得父母、学校、社会上的一切都不公平并因此发怒。成年后还这么做的人是人生经验还不够多，把各种事物都套用自己的规则，觉得"这也不能原谅，那也不能原谅"，本人也因此相当痛苦。因为如果一味地否定别人，就会开始自我否定，觉得"不懂得原谅的人自己也不可原谅"。成年人的世界无论政治还是经济活动都不是单一标准的，而是复杂多变的，所以要从客观的视角去考虑问题。

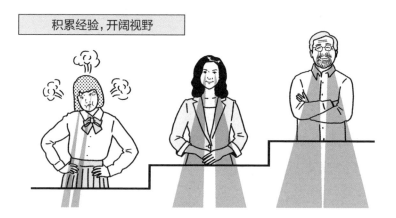

积累经验，开阔视野

怀着一颗感恩的心

对人、对物、对自然，包括对自己都怀报感恩之心吧。这不仅能刺激感情系统和思考系统，还能刺激理解系统和记忆系统脑区，调整整个脑的平衡。这样一来，内心就会变得从容，无论对自己还是对他人，都能轻松地接受或原谅。

 建议

自己反驳自己，
固执的头脑会变得柔软

如果左脑所有的脑区过度活跃，就会把事物套用在已有的框架里，成为不懂得变通的人。为了让脑变得灵活，请试着对自己的意见进行反驳（思考实验）。通过让多个意见在脑内进行交锋，可以掌握多角度的视角和广阔的视野。

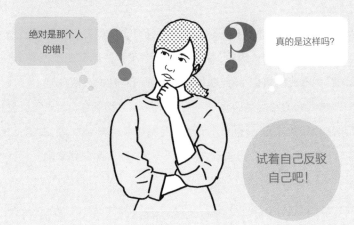

绝对是那个人的错！

真的是这样吗？

试着自己反驳自己吧！

为什么会做不到呢？

让人不解的行为之谜

解开恋爱与婚姻之谜

解开心理之谜

解开对大脑有益的事情 揭开成功之谜

从大脑的角度解释不可思议的事情

感知不到幸福的人

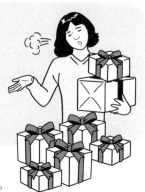

感知幸福的是心还是脑？
近年来的研究逐渐明确了幸福感和脑的关系。

由于某些原因，脑的"幸福敏感度"下降

我们几乎不知道幸福感是如何在脑中产生的，又是如何处理的。但是，研究表明，幸福感与脑的多个功能有关。其中，被称为"奖励系统"的神经回路与幸福感密切相关。奖赏系统从位于脑干最上部的中脑腹侧被盖区连接到大脑基底核的伏隔核的回路，是腹侧被盖区分泌多巴胺的通道。

多巴胺和血清素一样，都是令人快乐的激素，它们都以蛋白质为原料，同时还需要铁。因此，如果没有什么不幸的事却感觉不到幸福，就有可能是缺铁（贫血）。经期和怀孕期间的女性尤其要注意。

其他可能的原因还有运动不足。因为血清素会通过阳光和反复运动而增加，所以即使只是走一走，幸福感也会上升。微笑（嘴角上扬）也会释放血清素。即使没有理由，只要微笑，脑就会感到幸福。

另外，顶叶上的楔前部属于视觉系统脑区，以前就有人提出，这一部位不仅与空间认知有关，也与人的自我意识有关。

如果听觉系统和传达系统的脑区较弱，语言能力低下，无法很好地交流，也会累积压力，缺乏幸福感。在这种情况下，可以给投缘的朋友打电话，或者和咖啡店的店员搭话，通过对话来转换心情。

感受幸福的训练

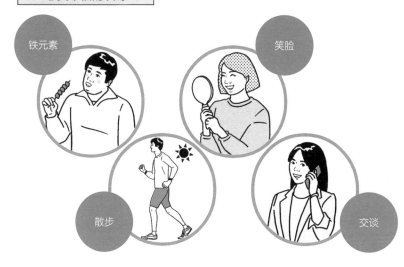

铁元素

笑脸

散步

交谈

＼ 加藤医师的小提示 ／

根据世界卫生组织的调查，世界上约25%的人口患有贫血，其中一半是缺铁性贫血。铁元素的不足是惊恐发作、一睡觉脚就痒的不安腿综合征的病因。铁元素可以通过食物和营养品来补充。

为什么会做不到呢？

让人不解的行为之谜

解开恋爱与婚姻之谜

解开心理之谜

解开对大脑有益的事情，揭开成功之谜

从大脑的角度解释不可思议的事情

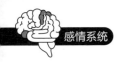

情绪激动时爱流泪的人

感动的泪水和悔恨的泪水有什么区别？
上了年纪就容易流泪，是真的吗？
探索眼泪的种类和原因吧。

同理心和压力是爱流泪的两大原因

伴随着哭、笑、颤抖等身体的表现，短暂而剧烈的感情活动在脑科学上被称为"情绪"。日语中也被称为"感受性"。

"爱流泪"的人，是能够迅速理解状况，而且同理心高的人。即使看到的是电影或电视剧这种虚构的东西，也会因为感情代入而哭泣。老年人中同理心高的人比较多，因为他们的人生经验多，能产生共鸣的场合也多。并不是因为泪腺随年龄的增长而变得松弛。

悔恨的眼泪和喜极而泣是压力反应的一种。强烈的情绪会使交感神经紧张，为了缓解这种负荷，副交感神经占优势导致流泪。即使是平时不哭的人，由于疲劳等原因抗压能力下降的时候，也会因为一些小小的事情而流眼泪。

而非常规的哭泣是被称为"情绪失禁"的一种情绪障碍。

　　从开始到哭的过程，是按体验➡感情➡流眼泪的顺序发生的。因此，想要忍住哭的时候，只在头脑中回想一下完全不同的情感体验，改变情绪就可以了。

　　演员在日常生活中经常这样做。影视作品与舞台剧不同，不一定要按角色的感情变化顺序拍摄。突然被要求"哭一哭""笑一笑"，必须瞬间表达感情。因此，演员要在脑海中想象能引发想要表现的感情的状况。

流泪的过程

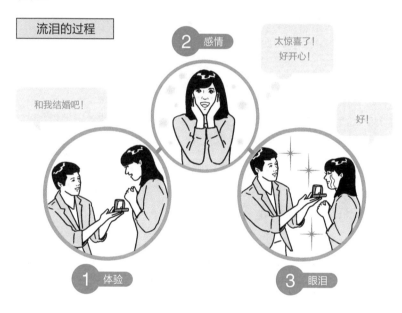

\ 加藤医师的小提示 /

如果一味地压抑感情的表达，感情系统脑区的功能就会变弱。能哭的时候好好哭，能笑的时候好好笑。过度忍耐是大忌。

为什么会做不到呢？

让人不解的行为之谜

解开恋爱与婚姻之谜

解开心理之谜

解开对大脑有益的事情·揭开成功之谜

从大脑的角度解释不可思议的事情

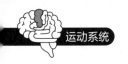

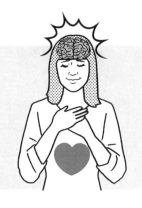

感到揪心时脑中
发生了什么？

难过、痛苦、悲伤……
各种各样的情绪都会引起呼吸困难。
这时的脑是怎样的状态呢？

呼吸困难时脑也无法呼吸

呼吸分为随意呼吸和不随意呼吸。我们平时在睡眠中的呼吸是不随意呼吸，由脑干的延髓和脑桥控制。而运动过度而感到呼吸困难的时候，会做深呼吸，大口吸气，大口吐气，这是随意呼吸，根据大脑运动系统的指示来活动呼吸肌。

但是，如果受到不安、紧张、恐惧、疲劳、兴奋等刺激时，就会产生"心被勒紧""胸闷"等肺部附近受到压迫而无法呼吸的感觉。有趣的是，这种时候呼吸方式也会发生变化，吸气和呼气的速度都会加快。

为什么会发生这样的情况呢？这是因为脑干对不安和紧张等刺激反应过度，导致呼吸过度，肺中的二氧化碳减少。如果肺中的二氧化碳减少过多，脑血管就会自动收缩。因此，氧气无法充分输送到大脑，头脑就会昏昏沉沉。这种脑无法呼吸的状态，就是"揪心"的真面目。

呼吸会受到自主神经的影响，随着情绪的变化而变化。感到喘不上气的时候，有意识地慢慢呼吸吧。将呼吸转换为随意呼吸，脑的氧气供应就会恢复正常，痛苦也会随之缓解。请有意识地"慢慢吸气，慢慢长吐气"。

我们知道，有意识地控制呼吸，不仅会影响"血压和心率"，还会影响海马体的活动、身体的代谢、血糖、免疫系统等，使其发生变化。

感到窒息时的应对方法

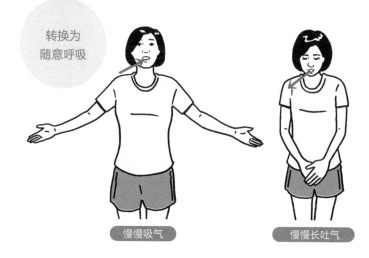

转换为随意呼吸

慢慢吸气

慢慢长吐气

\ 加藤医师的小提示 /

进行腹式呼吸时，由交感神经占优势变为副交感神经占优势，身心进入放松模式。什么都不要想，只把意识集中在呼吸上。烦躁的时候和睡前也很推荐使用。

第 2 部分　所有的答案都在脑中！

为什么会做不到呢？

让人不解的行为之谜

解开恋爱与婚姻之谜

解开心理之谜

解开对大脑有益的事情　揭开成功之谜

从大脑的角度解释不可思议的事情

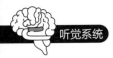

为什么不是亲身体验的事也会引起情绪波动？

会为别人的经历而兴奋，会为小说情节而哭，
会为憧憬未来而笑。
为什么会这样呢？

右脑直接接受想象中的形象

　　对脑来说，现实和想象有什么区别呢？包括我在内的明尼苏达大学MR研究中心的研究小组，在20世纪90年代利用MRI可视化了想象力所使用的脑区。现实中发生的事情，视觉信息通过视网膜，经由外侧膝状体传递到枕叶，然后再传递到顶叶和颞叶。在想象力试验中，为了在脑内再生现实中发生的事情，运动系统、记忆系统、视觉系统等比现实中看到的时候更广泛地被激活。也就是说，想象比现实更能激活大脑。因此，想象力丰富的人很难区分现实和想象。

　　在现实中，眼睛看到的东西和耳朵听到的声音会直接传达给脑，产生无法用语言表达的"感动"。脑的想象力发达的话，即使不是真实体验的事物也同样会被感动。

　　这种"即使是不现实的事物也能被深深感动"的脑结构，一不小心就会和洗脑、感化联系在一起。

另外，人的右脑先发育，随着文字体验的增加会逐渐左脑化。左脑擅长输出，将右脑产生的感动转换成语言表达出来。这样一来，"感动"就会变成"感想"。

有一种使用感动锻炼多个脑区的方法。例如，听音乐感动的话，听觉系统和感情系统的脑区就会连接起来。这时候，不要只是听，要跟着节奏唱歌跳舞。前两个脑区再加上运动系统，脑区之间就会建立新的联系。

因为脑是由不同的脑区共同工作的，所以如果能将经常使用的脑区和其他的脑区连接起来，大脑就会受到广泛的刺激而成长。

使用多个脑区来锻炼脑吧

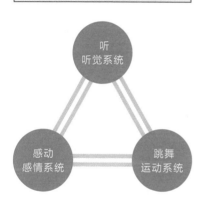
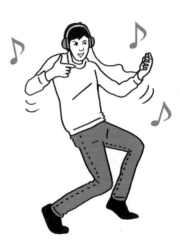

听
听觉系统

感动
感情系统

跳舞
运动系统

\ 加藤医师的小提示 /

求知欲旺盛、只使用记忆系统和思考系统的人，很难被新知识所感动。总的来说，这种倾向经常出现在高学历的人身上。

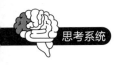

为什么有的人会
犯罪？

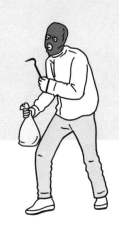

无论何种罪行都是非常卑劣让人痛恨的，
那么为什么有的人会以身试法呢？
这到底是为什么呢？

控制做好事和坏事的额叶

　　1966年美国得克萨斯大厦发生枪击案，死伤人数超过40人，警方击毙凶手查尔斯·惠特曼后对其进行了司法解剖，在他的前额叶发现了肿瘤。凶手本来是个学业优秀、性格温和开朗的好青年，结果却成为枪击案的凶犯，这让我认为可能是肿瘤诱发了他的暴力冲动。

　　在控制犯罪冲动方面大脑中的额叶发挥作用。除了上述的肿瘤压迫和外伤之外，睡眠不足等导致脑疲劳的时候，额叶的功能也会变得减弱，合理判断和抑制冲动变得困难。刑法上所说的"精神衰弱"，也包含了极度的慢性脑疲劳持续的状态。综上所述，如果人的额叶功能下降，就容易走上犯罪道路。

　　假设你需要100万日元，你知道贪污公司资金会被逮捕，但是向亲戚借钱不是犯罪，正常情况下大脑会做出正确的选择。但是，当前额叶的功能严重低下时，就无法做到这一点。有些人因为脑萎缩而患有盗窃症(kleptomania)，并走上犯罪道路。这种情况下司法上也会认定其犯罪并给予法律惩罚。

额叶的功能变迟钝的话就无法做出合理的判断

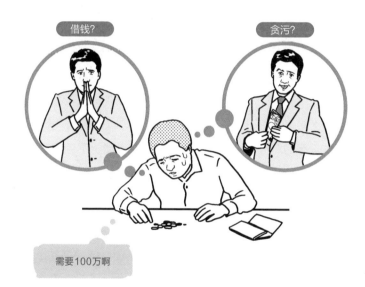

借钱?

贪污?

需要100万啊

\ 加藤医师的小提示 /

人生就是一个不断比较和选择的过程。比较的能力和选择的眼光对于事业、家庭、自我投资、健康等所有方面的成功都是至关重要的。积累经验继续磨炼吧。

为什么会做不到呢？

让人不解的行为之谜

解开恋爱与婚姻之谜

解开心理之谜

解开对大脑有益的事情·揭开成功之谜

从大脑的角度解释不可思议的事情

149

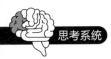

强烈的情绪压力引发冲动犯罪

在杀人、伤害等暴力性犯罪中,愤怒往往是诱因。像愤怒这样的激烈情绪会给身心带来巨大的压力,于是就产生了"想从压力中解放出来"的想法。人一旦有了目标意识,脑中的奖励系统就会变得活跃,分泌多巴胺并充满干劲。这本身并不完全是坏事,但问题在于这种做法,就像之前提到的易怒的人(➡p.68),感情系统脑区过度兴奋会对思考系统脑区产生影响,容易冲动犯罪。这些人与那些平时就充满愤怒和怨恨的人相比,成为罪犯的可能性更高。

为了不让感情系统脑区爆发,给其他脑区施加更大的负荷,转移意识的"脑区转移"是有效的。建议大家活动身体,转移到运动系统脑区。生气或烦躁的时候,先什么都不要想,试着活动一下身体吧。

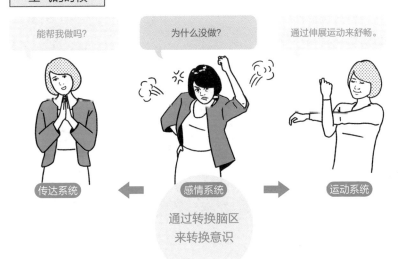

明确本来的目的，选择犯罪以外的手段

有计划的犯罪另当别论，如果是"一时兴起"而犯下罪行，那么犯罪本身应该不是目的。请留出时间回想"自己真正想做的事情"，并考虑10个以上"自己能做的选项"。将脑的能量集中在自己身上，就能防止犯罪。

回想本来的目的

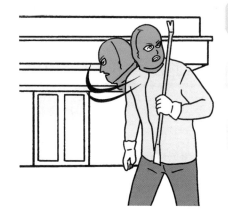

当强盗！

等一下，虽然真的很需要钱！

工作？借？

 建议

转移到传达系统脑区，以正确方式实现目标

年幼的孩子无法很好地表达自己的心情，有时会用暴力来代替语言。成年人的暴力犯罪在本质上也与此相同。锻炼掌管语言的左脑的传达系统，培养选择以正确的方式来实现自我目标的能力。

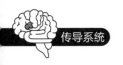

为什么科学界会出现
学术造假？

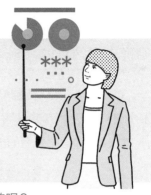

高学历、聪明的科学家们为什么也会作弊呢？
揭开凡人难以理解的捏造、剽窃之谜。

研究人员教育机制不完善助推了脑中过于强烈的愿望

2014年，人们发现英国科学杂志《自然》上发表的STAP细胞论文存在造假行为，这引起了学术界的关注。

其实，论文抄袭和著作权纠纷在学术领域是家常便饭。即使是本人没有亲自做过的研究，也会毫不在意地发表出来。捏造和剽窃是"有意图的"犯罪，有"被认可""出人头地"等明确的目的。强烈的目的意识（执着）会让脑处于过度集中的状态，罪恶感也会随之消失。这样的人会虎视眈眈地寻找机会，躲过监察体制并达到自己的目的。

当然，这也与一个国家法律制度的完善与否有关。在美国的大学里，如果学生抄袭论文或学术造假，本人会被勒令退学，负责的教授也会因连带责任被解雇。此外，研究者窝在单间（密室）里进行研究，以及验证结论真伪的人力和预算不足，这些也助长了不正当行为。只有内部揭发才能将事实公之于世，但日本的学术组织为了维护自己的名誉，往往会隐瞒事实真相。

第2部分 所有的答案都在脑中！

为什么会做不到呢？

让人不解的行为之谜

解开恋爱与婚姻之谜

解开心理之谜

解开对大脑有益的事情，揭开成功之谜

从大脑的角度解释不可思议的事情

STAP细胞风波的起因，据说是网络上流传的匿名举报。日本不仅存在抄袭论文和捏造数据的问题，对研究者的道德教育也不充分。在科研领域，如果一个研究者说了谎，就会对全世界同一领域的研究者产生影响。要防止这样的事态发生需要科研工作者自身的良知。

由于社会的信息化，研究论文的信用正在被损害。为了让论文获得信任，需要验证"再现性"，以及比以往更加重视撰写论文的科研工作者自身的人格与道德。

发生不正当行为的机制

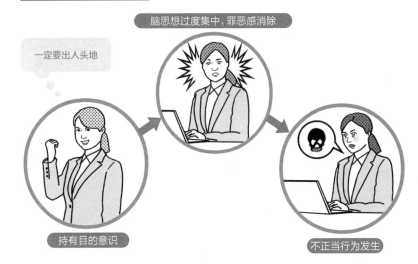

脑思想过度集中，罪恶感消除

一定要出人头地

持有目的意识

不正当行为发生

＼ 加藤医师的小提示 ／

科学随着时代的需要而变化。过去的"鬼压床"现在被称为"睡眠障碍"(➡p.202)，UFO和幽灵的再现性也被确认，推崇"科学性正确"的日子可能快要到来了。

P156

深呼吸和坐禅对脑真的有益吗？

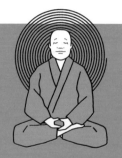

P160

成人之后的学习有意义吗？

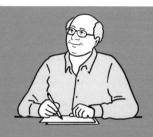

解开对大脑有益的
事情·揭开成功之谜

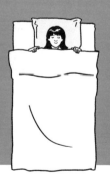

睡眠对脑有多大影响？

P164

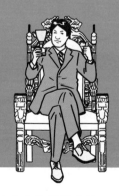

成功人士的用脑方法

P168

P172

可以让脑得到完全的休息吗？

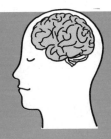

P174

成为有钱人的脑的使用方法

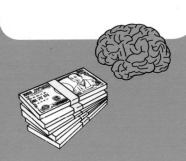

冥想、充足睡眠、勤动手……平常所说的对脑有益的事情，实际上有没有效果呢？从脑的角度来看看吧。另外，本章还会介绍成功者和有钱人的用脑方法。

勤动手真的对脑有益吗？

P178

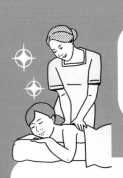

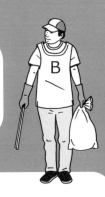

芳香疗法为什么有疗效？

P182

志愿者的脑是什么样子的？

P184

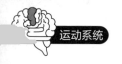

深呼吸和坐禅对脑真的有益吗？

知名的职业棒球运动员铃木一郎、京瓷创始人稻盛和夫等，很多成功人士都尝试过坐禅，坐禅对脑有什么好处呢？让我们来详细看看吧。

为了神经细胞的正常运作，毛细血管需要氧气

膈肌、肋间肌、腹直肌等呼吸时使用的肌肉，同时受到随意运动和不随意运动的控制。

正常情况下，人1分钟呼吸12次左右。呼吸的重要作用是向身体各个部位的细胞输送氧气，并回收二氧化碳。为此，需要将含有氧气的动脉血输送到最接近细胞的毛细血管。特别是脑，其中有1000亿以上的神经细胞，为了让它们正常工作，需要大量的氧气。

打鼾、鼻炎、鼻塞、扁桃体肥大、腺样体增生等鼻和口腔疾病，会影响对大脑的氧气输送，严重时还会引起睡眠呼吸暂停综合征，导致无法吸入足量的氧气。

除了呼吸和睡眠之外，月经、脉搏等多种生理节奏都与脑相互影响。因此，脑的节奏紊乱会导致生理节奏紊乱，而生理节奏紊乱也会导致脑的节奏紊乱。

　　深而缓慢的呼吸将氧气输送到全身，也将氧气输送到大脑。此时此刻，不妨试着做一下深呼吸。胸部和背部的肌肉伸展、收缩，膈肌上下起伏。反复几次之后，你会感觉到脖子、肩膀、手臂、脸部的肌肉变得松弛、放松。继续做下去，你是否感觉到脑在渐渐地安静下来呢？

　　反过来说，深呼吸的时候很难紧张，也很难思考。只要有意识地去做"深呼吸"，脑就会进入放松模式，身心也会变得平静。

深呼吸的效果

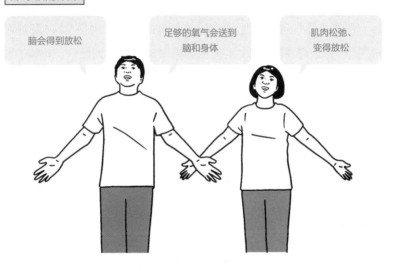

脑会得到放松

足够的氧气会送到脑和身体

肌肉松弛、变得放松

\ 加藤医师的小提示 /

睡眠中1次呼吸停止时间超过10秒，每小时超过5次，就可以被诊断为睡眠呼吸暂停综合征。有失眠、抑郁、高血压、肥胖倾向、打鼾的人要注意了！

为什么会做不到呢？

让人不解的行为之谜

解开恋爱与婚姻之谜

解开心理之谜

解开对大脑有益的事情：提开成功之谜

从大脑的角度解释不可思议的事情

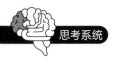

坐禅对大脑的正面影响是腹式呼吸

在日本，坐禅是修行的中心。根据宗派的不同，身体的朝向和坐姿也略有不同，但共同点是都非常重视"调息"，也就是呼吸。

在此之前，哈佛大学、斯坦福大学、洛杉矶加利福尼亚大学（UCLA）等都曾研究过冥想与脑的关系。研究表明，"幸福感提升""思维清晰""专注力增强""情绪稳定"等，脑功能也会相应得到提高。此外，还有报告称，冥想能促进海马体的成长。

用鼻子吸气用嘴吐气，容易形成胸部扩张的胸式呼吸。请试着用鼻子吸气，鼓起腹部，吐气的时候用嘴一点点慢慢地吐气。慢慢呼气的呼吸能让氧气到达脑的毛细血管，神经细胞的耗氧率也会提高。综上所述，坐禅对脑有益的不是"模式"或者"特殊的姿势"，而是最重要的"呼吸"。

腹式呼吸的做法

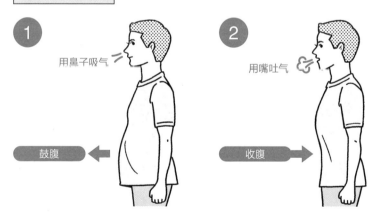

为什么会做不到呢？

让人不解的行为之谜

解开恋爱与婚姻之谜

解开心理之谜

解开对大脑有益的事情·揭开成功之谜

从大脑的角度解释不可思议的事情

腹式呼吸能让心情舒畅！

越是烦躁和紧张的时候，越应该使用腹式呼吸。在工作间隙或路途中消磨时间时，也请试着采用腹式呼吸法。什么都不做，只专注于呼吸，思考系统脑区就会焕然一新。这比漫不经心地玩手机健康多了。

建议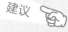

有意识地长吐气，
提高呼吸的效果

腹式呼吸的好处是随时随地都可以轻松做到，而且不花钱。坚持下去的话，腹部也不容易长赘肉。无论在何种场合，路上、厕所、咖啡馆、电车里，腹式呼吸时周围的人都注意不到。虽然有各种各样的呼吸法，但要想激活脑，关键是吐气要比吸气长。

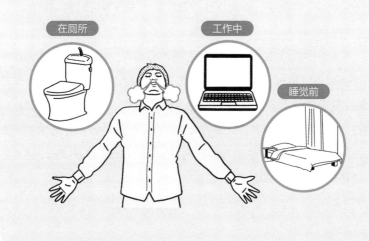

在厕所　　工作中　　睡觉前

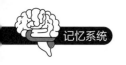

成人之后的学习有意义吗？

终身学习真的有意义吗？

使用未使用的潜能细胞制造新的传递回路

1965年联合国教科文组织首先提出终身学习的概念，1972年这一概念开始在世界范围内普及，1990年日本制定了《终身学习振兴法》。所谓"终身学习"指"人们为了充实自己、启发自己、提高自己的生活水平，根据自己的意愿进行的贯穿一生的学习"，其内容涉及文化、体育、志愿活动、兴趣等多方面。

神经细胞的数量会随着年龄的增长而减少，但仍然有很多未成熟的神经细胞没有被使用。我将其称为潜能细胞。脑在经历一件事情的时候，就会建立新的信息传递通路并开始工作。可以说，让有潜能的细胞成长，才是终身学习带来的最大收益。在对中老年后开始学习新事物的人的脑研究后发现，他们都保持着活跃而年轻的状态。脑本身就具备即使八九十岁也能成长的机能。

有统计表明，上学的时间越长，越不容易得阿尔茨海默病。

用脑能促进新陈代谢，促进脑发育。另外，β-淀粉样蛋白这种代谢废物（多见于老年痴呆症患者的大脑）也不容易在脑中堆积。结束学校教育后，持续终身学习的年数越长，就越不容易痴呆。

另外，年轻时拼命用脑的人，停止用脑后的反作用力会更大。

终身学习的效果

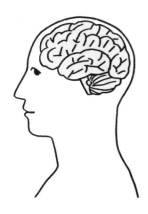

终身学习
（新经验）

新的信息通路形成

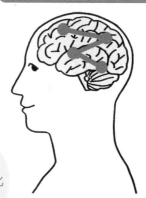

潜能细胞活性化

\ 加藤医师的小提示 /

有报告称，睡眠时脑脊液中排出的β-淀粉样蛋白的量约为白天的1.3倍。过了50岁，就要过"好好学习，好好睡觉"的生活，保持脑的年轻活力。

为什么会做不到呢？

让人不解的行为之谜

解开恋爱与婚姻之谜

解开心理之谜

解开对大脑有益的事情、揭开成功之谜

从大脑的角度解释不可思议的事情

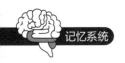

学校的"学习"和终身学习的"学习"完全不同

我们中很多人一提到"学习知识""学习技能",就会认为是坐在书桌前读教科书、做习题集。

其实对于脑来说,学习就是"第一次体验"。如果想要终身学习的话,与其"重新学习"曾经学过的东西,不如挑战"新的学习"。

话虽如此,难度过高也会给脑带来压力。在选择学习新事物时,要选择可能会让自己开心、能引起自己好奇心的事情。这样的话,感情系统脑区会变得活跃,相邻的记忆系统脑区也会受到影响,有助于预防健忘症。这种学习和学业不同,学了之后觉得无趣就可以放弃而去做别的事情,所以不要害怕失败,轻松地去做吧。退休后的无所事事对脑是最不好的,积极锻炼你的脑吧。

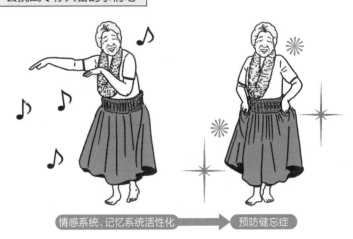

去挑战令你兴奋的事情吧

情感系统、记忆系统活性化 ➡ 预防健忘症

正因为是成年人，学习才有意义

就像闲置的自行车会渐渐生锈一样，不被使用的脑就会慢慢退化。现如今，大学毕业不意味着学习结束，即使到了四五十岁，持续学习也是非常重要和有意义的事情。

建议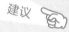

给脑一个快乐的目的，脑就会愉快地学习

有人93岁学写诗，103岁出诗集；有人70岁开始跑马拉松，创下高龄世界纪录……那些终身学习的人都认为学习会使人快乐。
这正是充分发挥脑特性的学习法。再设定一个日期，脑就会全面启动。

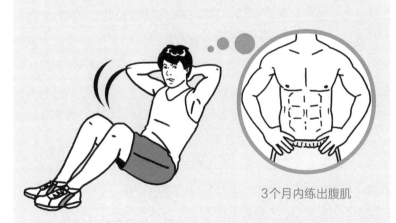

3个月内练出腹肌

为什么会做不到呢？

让人不解的行为之谜

解开恋爱与婚姻之谜

解开心理之谜

解开对大脑有益的事情，揭开成功之谜

从大脑的角度解释不可思议的事情

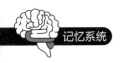

睡眠对脑有多大影响？

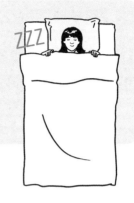

睡眠不足对健康不好，
但也有人觉得人生的1/3
都在睡觉太可惜了……

睡眠中的脑不仅仅是在休息

　　睡眠和觉醒神经中枢的相互抑制造就了睡眠和觉醒的发生（➡p.58）。如果想要提高工作效率并保持健康，睡眠是不可缺少的。

　　睡眠的作用不仅仅是让脑和身体得到休息，以恢复处理问题的能力，还有一个作用是排出代谢废物。睡眠中随着脑活动而产生的废物排入脑脊液的过程尤其活跃（➡p.161）。超过极限的持续清醒会使脑过度活动，导致废物无法充分排出而沉积在脑中。

　　睡眠的另一个作用是记忆的巩固。尤其是被称为非快速眼动睡眠的深度睡眠非常重要。白天储存在海马体中的短期记忆被输送到大脑皮层，形成新的神经回路，成为长期记忆。长期记忆中的情景记忆将会作为"回忆"留在心中（➡p.130）。如果情景记忆不能固定下来，"活着的实感"就会变淡。非快速眼动睡眠是血液中的皮质醇浓度、血压、脉搏、深层体温都下降的深度睡眠。深度睡眠不足，睡眠障碍加重的话，可能会引发抑郁症，产生自杀念头。

　　另外，睡眠中脑垂体分泌的生长激素可以促进骨骼和肌肉的发育，修复受伤的细胞。"睡得多的孩子长得好"，这是真的，越年轻越需要多睡（婴儿几乎一整天都在睡觉）。免疫系统的增强也是在睡眠中进行的，所以睡眠不足的话，疾病和受伤就很难治愈。

　　研究睡眠与食欲关系的实验表明，睡眠时间短的话，像瘦素这样抑制食欲的激素分泌量就会下降，血液中的浓度也会下降，而促进食欲的饥饿素则会增加。因此熬夜会导致肥胖。

　　睡眠的效果

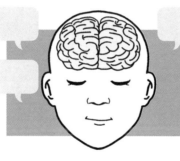

抑制食欲的激素分泌　　生长激素分泌

废物排出　　免疫系统增强

记忆固定

＼加藤医师的小提示／

我曾经工作到凌晨两三点，后来改为晚上十点半睡觉，3个月后体重减轻了8千克。还有比这更简单的减肥方法吗？

为什么会做不到呢？

让人不解的行为之谜

解开恋爱与婚姻之谜

解开心理之谜

解开对大脑有益的事情·揭开成功之谜

从大脑的角度解释不可思议的事情

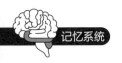

对脑来说，最佳睡眠时间是7~8小时

对于大约80%的成年人来说，最佳睡眠时间是7~8小时。而正处于成长阶段的初高中生，每天应该睡9~10小时。日本人的平均睡眠时间为6~7小时，这在发达国家中是很短的。但是，每个人所需的睡眠时间不同，这受到遗传因素的影响。

有些人即使睡眠不足6小时也能精力充沛，但一般来说，睡眠时间过短容易给心脏造成负担。另外，睡眠不足容易摄取脂肪，会变成易胖体质。最著名的例子是拿破仑一天只睡3小时，所以短命。

相反，有的人每天需要10小时以上的睡眠才行。天才物理学家爱因斯坦、获得2002年诺贝尔物理学奖的小柴昌俊博士就是这样的人。

尽管晚上睡得很饱，但白天还是有难以忍受的困倦感，这种情况考虑可能是嗜睡症（发作性睡病）、睡眠呼吸暂停综合征、抑郁症等疾病，请去看专科医生。

容易入睡的时间段也因人而异，一般来说，晚上9点到凌晨3点是入睡的"黄金时间"。

必需的睡眠时间有个体差异

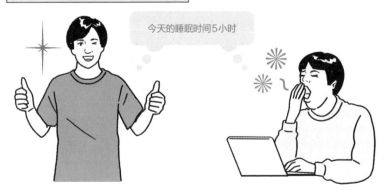

今天的睡眠时间5小时

熬夜后的脑和喝醉酒一样？！

密歇根州立大学的实验表明，即使不是慢性睡眠不足，彻夜工作之后出错的概率也会加倍。有报告称，连续清醒20小时，脑的反应速度和认知能力与醉酒时相当。所以，请保证充足的睡眠时间，保持脑的活力吧。

建议

了解现状是让脑进入良好睡眠的第一步

其实大部分人都不太清楚自己的睡眠状态。推荐写"睡眠日志"，记录就寝（上床睡觉的时间）、入睡、醒来、起床的时间，执行两周左右。在失眠的治疗中也推荐使用"睡眠日志"。市面上也有很多免费的睡眠记录软件。

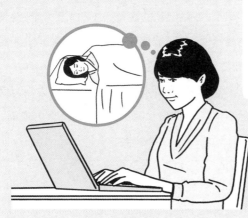

X月X日（星期一）
就寝23:30
入睡0:00
醒来2:30
清醒6:30
起床7:00

为什么会做不到呢？

让人不解的行为之谜

解开恋爱与婚姻之谜

解开心理之谜

解开对大脑有益的事情 揭开成功之谜

从大脑的角度解释不可思议的事情

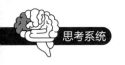
成功人士的
用脑方法

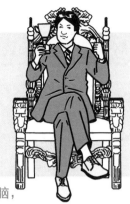

那些被称为成功者的人，并没有什么特殊的脑，
但对脑使用方法与常人不一样……

灵活用脑，实现梦想

具志坚用高是前WBA世界轻量级拳击冠军，现在作为艺人也很活跃，他认为不用脑去战斗的话就会输。他自己在战斗中会使用两个脑区，一个能看到整体情况，另一个与策略有关。具志坚用高先生的脑比肉眼更早看到了对手的动作。还有一位漫画家说，他在画画的时候"后脑勺会发热"。实际上，在脑活动的区域，由于血流增加，脑表面的温度会略微上升。也就是说，本人能够亲身感受到枕叶视觉区域的活动。像这样，没有人教过就能灵活运用脑的人是天才。

2016年去世的世界级摇滚明星普林斯生前曾说："因为没有自己想听的音乐，所以才开始创作。"他是个完美主义者，从作词作曲、演奏、演唱到录音，都是自己亲自完成。不要抱怨各种各样的事情，而是要抱着"没有的话就去创造""不方便的话就改变"的想法，启动并实施能让自己的脑产生积极性的项目。

实业家堀江贵文就是这种类型。

已故的史蒂夫·乔布斯总是穿着同样的衣服,棒球选手铃木一郎和橄榄球选手五郎丸步的日常习惯,都证明了成功者的脑使用效率很高。通过减少不确定因素来减轻脑的负担。而且,"穿上这件衣服/摆出这种姿势,效果会很好"这样的成功体验,会在脑中成为事实。

综上所述,可以说成功者都是"使用脑容易运转的方法,不给脑增加负担"地去做自己想做的事情。

每天穿同一件衣服的效果

减少因选项多而产生的迷惑(不确定因素)　➜　减轻脑的负担

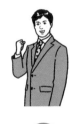 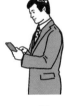 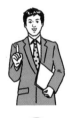 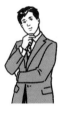 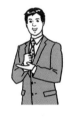

星期一　　　星期二　　　星期三　　　星期四　　　星期五

\ 加藤医师的小提示 /

我曾经想了解脑,所以不断发现了测量脑的技术。要想在处处碰壁的社会上取得成功,被当成怪人是最好不过的了。也很建议将自己置身于价值观不同的环境中。

为什么会做不到呢?

让人不解的行为之谜

解开恋爱与婚姻之谜

解开心理之谜

解开对大脑有益的事情,揭开成功之谜

从大脑的角度解释不可思议的事情

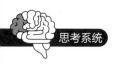

在学校时的脑的使用方法，在社会上是行不通的

从幼儿园到大学，甚至有的人读到研究生毕业，我们大多数人大约有20年的时间是在学校等教育机构度过的。

在此期间，学生们通过教科书和老师将庞大的知识灌入脑中，一味地消化既定的课程，最终决定成绩的是考试分数，由分数来决定学生优劣。在这样的学校教育中，培养的是善于使用语言(左脑)的理解力和思考力的只会默默做被要求做的事情的被动脑。

如果将这样的脑直接带入社会，就会变成"等待指示"，这样的脑既缺乏新颖的创意，也缺少成功的自信。今后，随着人工智能的普及，很多人将会越来越容易被贴上"没用"的标签。

在现实社会中，我们需要的是具备感知状况、学习前辈的工作经验、用身体记住这些非语言能力(右脑)的能动性的脑。如果没有主动积极学习的态度，是无法获得的。

社会所要求的脑的使用方法

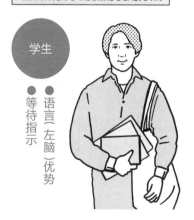

学生
● 语言(左脑)优势
● 等待指示

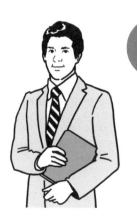

社会人
● 非语言(右脑)优势
● 自己积极地去学习

每个人对成功的定义并不完全等同

遗憾的是，社会意义上的成功和个人的幸福有时很难联系在一起。有些成功人士拥有成功的职业、家庭和财富，但他们中也有自我价值感（➡p.118）较低的人，自杀的例子也不在少数。对自己来说明确成功的定义是很重要的。

为什么会做不到呢？

让人不解的行为之谜

解开恋爱与婚姻之谜

解开心理之谜

解开对大脑有益的事情，揭开成功之谜

从大脑的角度解释不可思议的事情

建议

比起别人打的分数，要更相信自己对自己的评价

无论在什么样的世界里，总有更优秀的人存在。总是和别人比较是没有意义的。重要的是，今天的自己是否比昨天的自己有所成长。重要的是自己给自己打分，做得好就承认自己做得好。

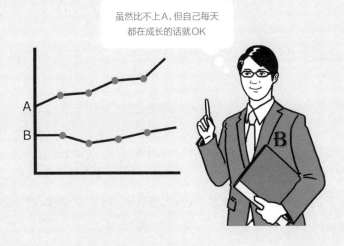

虽然比不上A，但自己每天都在成长的话就OK

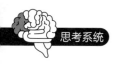

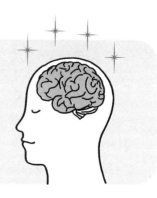

可以让脑得到完全的
休息吗？

脑子里满满的都是各种各样的事情，
可以像电脑一样"关掉电源"吗？

365天24小时工作的脑

很多人认为，什么都不做，只是呆呆地看着风景，脑就会得到休息。但是，我们的脑，无论醒着还是睡着，都在消耗着相当大的能量。脑的重量约占体重的2.5%，而脑安静时的代谢量约占全身的20%。

实际上，人在睡眠时，脑也在不停地工作，排出废物，整理记忆。不眠不休地工作的脑不可能得到"完全"的休息。

在茫然的时候，脑的情况就像虽然已经停止但开着引擎随时可以发车的汽车一样，为应对随后发生的事情的特定的脑网络仍然在待命，这种"默认模式网络（DMN）"假说也在不断地被研究着。

对于一直努力工作的脑来说，休息就是"减轻负担"。因此，我们可以使用平时不怎么使用的脑区。在此期间，可以让平时过度疲劳的脑区得到休息（=脑区转移）。

在脑疲劳的状态下休息，疲劳的脑区也得不到充分的休息。越是这种时候，越应该做一些与平时不同的事情，或者平时不做的事情，这样反而能消除脑的疲劳。因为做的事情和平时不同，所以不一定是"悠闲地度过"。如果你总是穿着运动服无所事事，那么穿上西装出门就是休息。

即使这样也完全无法休息的时候，脑内未处理的信息堆积如山。试着一天不带手机、一周不看电视等，尽量不要让新信息进入脑，这样脑会变得非常清晰。

切断信息，让脑休息

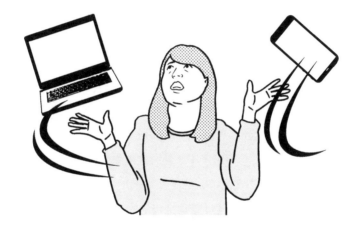

\ 加藤医师的小提示 /

为了体验脑区转移，使用与惯用手相反的手，让控制惯用手的脑休息一下吧。另外，使用传达系统脑区进行对话之后，接下来试着使用听觉系统脑区来听人说话，这些都是让脑休息的方法。

为什么会做不到呢？

让人不解的行为之谜

解开恋爱与婚姻之谜

解开心理之谜

解开对大脑有益的事情 提开成功之谜

从大脑的角度解释不可思议的事情

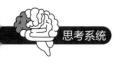

成为有钱人的脑的
使用方法

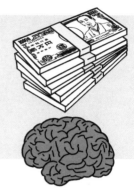

成为富人的方法论有很多，
但为什么有的人有成果，有的人没有成果？
可以用脑科学来解释吗？

用脑所具备的探测系统来赚钱

对月亮的圆缺感兴趣的人走夜路的时候会自然而然地抬头看天，而不感兴趣的人连头都不想抬。脑有着一直试着寻找感兴趣的东西的"吸引系统"（➡p.188），而对于不太关心的事物会自动忽略。

因此，对金钱毫不在意的人的脑根本就不会接收到关于金钱的信息。相反，对金钱有强烈兴趣，管理金钱的时间多和频率高的人，他们的脑会自动开启探测器去寻找信息。为了赚钱，脑会不断地寻找应该知道的事情、应该去的地方、应该见的人等。那可能是高薪招聘、举办投资研讨会的通知，也可能是只邀请年收入1000万日元以上的会员参加的相亲派对。

世界屈指可数的大富豪、被称为"投资之神"的沃伦·巴菲特6岁时通过倒卖可乐赚取零花钱，11岁开始投资股票。当同学在考虑过生日的时候想要自行车来当生日礼物时，他在考虑如何让钱增值。

第2部分 所有的答案都在脑中!

为什么会做不到呢？

让人不解的行为之谜

解开恋爱与婚姻之谜

解开心理之谜

解开对大脑有益的事情 揭开成功之谜

从大脑的角度解释不可思议的事情

有像巴菲特那样喜欢让钱增值的有钱人，也有喜欢得到豪宅、豪车或者地位和权力的有钱人。他们的共同点是，想要的东西很明确。不掩盖自己的欲望，为了满足欲望而投入金钱。

与此同时，对于不想要的东西一律不花钱。巴菲特拥有私人飞机的同时，饮食几乎都是快餐。宜家创始人英格瓦尔·坎普拉德经常乘坐公共汽车，坐飞机时则选择经济舱。

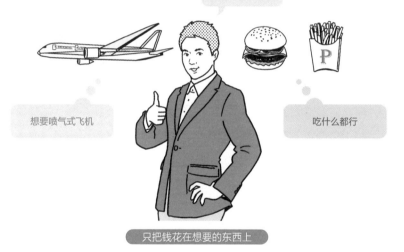

有钱人的花钱方法

请给我这个！

想要喷气式飞机

吃什么都行

只把钱花在想要的东西上

加藤医师的小提示

我从小就践行节俭，把200万日元的存款全部用在了医学部第一年的学费上。不拘泥于眼前利益，以"自我投资"为标准，就能有效地使用金钱。

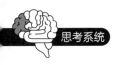
因为和普通人不一样，所以是有钱人，
还是因为是有钱人所以和普通人不一样？

对自己的欲望诚实，就是对自己的感情敏感。这样的人往往不了解他人的感情。

因此，有时会对员工发脾气，有时会牺牲家人。另外，即使受到社会的指责和嫉妒，也会像什么都不知道一样坚持自己的做法，所以很容易在人际关系上引起纠纷。

这种倾向也出现在患有自闭症谱系障碍的人身上。被感情牵着鼻子走是做不成生意的，所以创业成为有钱人的人多多少少都有这种倾向。微软共同创始人比尔·盖茨和Facebook总裁兼CEO的马克·扎克伯格可能也具有这样的个性。

成为大富翁的人与常人是有所不同的，当资产总额达到一定程度时，他们对金钱的定义也会发生变化。他们会觉得金钱不是自己应该独占的东西，而是"寄存的东西"。特别是在欧美，历史文化上默认"慈善事业是有钱人的义务"，很多资产家都会进行大额捐赠或做志愿者等慈善活动。

能够创业成为富人的人的特点

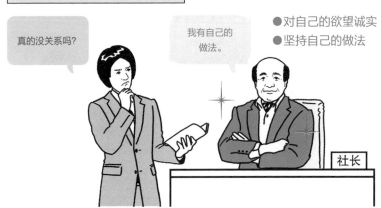

对金钱感兴趣，增加实际接触金钱的时间

　　人们常说"想成为有钱人就模仿有钱人"，但这并不是说要打扮得像有钱人，而是要模仿有钱人的脑。首先对金钱感兴趣是很重要的。通过记账来增加管理金钱的时间，明确花钱目的并安排优先顺序，从能做的事情开始吧。

对金钱感兴趣

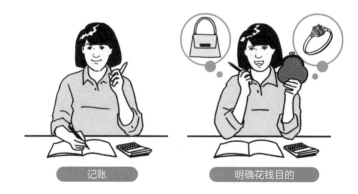

记账　　　　　　　　明确花钱目的

建议

亲自试试富人的
金钱观吧

　　有钱人常说"大钱，小钱"。前者是"保管"的钱，应该是流动的（投资），后者是为自己花钱的意思。

　　虽然一下子进行投资很难，但是可以确认一下"小钱"的总额是不是太大了。

为什么会做不到呢？

让人不解的行为之谜

解开恋爱与婚姻之谜

解开心理之谜

解开对大脑有益的事情，揭开成功之谜

从大脑的角度解释不可思议的事情

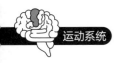

勤动手真的对脑有益吗？

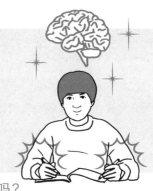

常听人说"动动手指对脑好"，这有根据吗？
动脚不行吗？只要了解"脑"和"手"的关系就能理解了。

对于脑来说，手在整个身体中所占的比例很大

手指被称为"第二脑"或"外部的脑"，与脑有着密切的联系。在预防痴呆症的体操中，也加入了手的张合和对合的运动等。

人在活动身体的时候，大脑皮质的运动区会向作为运动系统脑区中心的初级运动区发送各种各样的信息，然后再通过延髓和脊髓将指令传达给肌肉。

初级运动区包括手指脚趾、下巴、眼睑、手肘等，有着与身体的各个部位相对应的特定区域，不同部位对应脑的区域大小也不同。加拿大的脑神经外科医生怀尔德·潘菲尔德的"脑地图"（➡p.19）可以简单易懂地表示这一点。从图中可以看出，手掌和手指对应的区域比例大得很突出。不仅在运动区域，在感觉区域中，手同样也占有很大的比例。

也就是说，动手的时候会用到大量脑细胞，脑越用越活跃，所以"勤动手对脑有益"这是真的。

在使用手的各种动作中，例如做刺绣、翻花绳等细微的动作时，除了运动系统之外，还需要调动各种各样的脑区来控制细微的动作。

尤为重要的是在被称为锥体外系的大脑基底核、小脑等脑的深层区域进行的运动的微调节。帕金森病和小脑失调症等就是这些脑区衰退，从而不能进行微调节而产生手脚颤抖的症状。为了脑而活动手的时候，不要做快速而粗糙的动作，要有意识地像打太极拳一样做"舒缓而流畅"的动作。脑的锥体外系受到刺激，可以激活脑的深层区域。

舒缓、流畅的动作激活脑

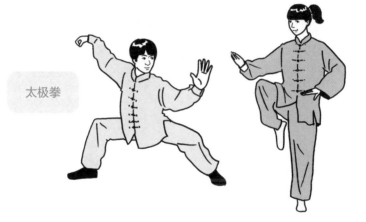

太极拳

\ 加藤医师的小提示 /

说到动作舒缓、流畅的运动，最好的就是太极拳。重度抑郁患者开始练习太极拳后，2个月后抑郁症状量表的数值减半。人只要用到深层的脑，就会变得有精神。

为什么会做不到呢？

让人不解的行为之谜

解开恋爱与婚姻之谜

解开心理之谜

解开对大脑有益的事情、揭开成功之谜

从大脑的角度解释不可思议的事情

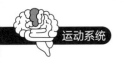

将各种动手方法引入日常生活

那么，让我们具体列举对脑有效的手部运动吧。

串珠、缝纫、雕刻等手工，弹钢琴和吉他、涂画、折纸、拼图、魔术等，这些活动都有手部细小的动作，芭蕾舞等舞蹈类也能"到达指尖的神经"，所以也很推荐。

茶道也不错。我见过一位40岁后开始学习茶道，60岁成为茶道老师的女性，她的脑和20年前一样年轻，这让我很惊讶。茶道有很多方法，会用到很多脑区，所以对脑有抗衰老的作用。

在日常的家务中，也有很多动手的机会。做菜的时候，捏肉丸子、切蔬菜等需要用到手指的工作有很多，打扫窗框、手洗衣服等也不错。

在公司里，除了敲击电脑键盘之外，还可以用手做笔记，或者画思维导图，把自己的想法描绘在纸上，这样可以同时工作和锻炼脑。

对脑有效的手部运动

让神经信号到达
指尖的细微动作

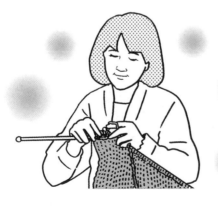

通过保持双手的平衡来调整脑区的平衡

　　从脑到肌肉，发送指令的是延髓和脊髓之间的锥体交叉（➡p.14），所以右利手的人使用左脑多，左利手的人使用右脑多。因此，刻意活动不常用的那只手，可以刺激脑，消除发育不平衡。刷牙、取东西、写字的时候请试一试。

用与惯用手相反的手来刺激脑

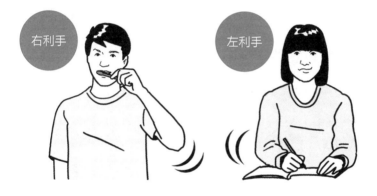

右利手

左利手

建议

控制手的脑区
可以长到16倍大

控制手的运动的运动系统脑区位于离发旋约3cm的位置。

刚出生时只有红豆大小（直径约5mm），但随着手的逐渐使用会发育成直径2cm大小。给孩子良好的刺激，让它长大吧！

为什么会做不到呢？

让人不解的行为之谜

解开恋爱与婚姻之谜

解开心理之谜

解开对大脑有益的事情，揭开成功之谜

从大脑的角度解释不可思议的事情

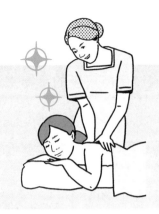

芳香疗法为什么
有疗效？

使用从植物中提取的精油调节身心平衡的芳香疗法。
光是闻香为什么就能这么治愈呢？

嗅觉会直接迅速地影响脑

在鼻子深处接受气味刺激的嗅细胞是几周后可以再生的特殊神经元（神经细胞），与额叶底部的嗅球相连。传递到嗅球的信息会传递到颞叶的梨状皮质、杏仁核、海马、额叶的眶回和下丘脑进行处理。

视觉、听觉等嗅觉以外的感觉都是经由丘脑传递到大脑皮质，而只有嗅觉是通过嗅球直接传递到大脑皮质，因此无法中途阻断。

在传递嗅觉信息的下丘脑中，存在着与情感领域的杏仁核密切相关的联络通道。因此，气味会引起情绪变化，引起下丘脑自主神经的调节。这种调节带来的变化作用于交感神经系统和副交感神经系统。结果，血管收缩、扩张，血压发生变化，呼吸频率也随之变化。此外，芳香疗法还作用于内分泌系统和免疫系统，综合调节身心平衡，这就是芳香疗法的基本原理。

薄荷的香味能让人心情舒畅，薰衣草的香味能让人心情平静。起效快，效果也容易被理解是芳香疗法的魅力所在。

为什么会做不到呢？

让人不解的行为之谜

解开恋爱与婚姻之谜

解开心理之谜

解开对大脑有益的事情 揭开成功之谜

从大脑的角度解释不可思议的事情

除了臭气判定师和调香师等一部分人之外，我们在生活中呼吸着无气味的空气，只要不走进山野和花圃，就很少会被特别的气味刺激嗅觉。但如果闻精油的话，就会使用到沉睡的脑区。这对脑来说是非常好的刺激。

实际上，嗅觉的脑内路径还没有被完全阐明。但是，我们知道气味也会传达给颞叶的记忆系统脑区，因此经常会发生通过气味唤醒遥远记忆的情况。这一现象与马塞尔·普鲁斯特的小说《追忆似水年华》中的主人公借着糕点的香味回忆童年的情节有关，被称为"普鲁斯特效应"。

普鲁斯特效应

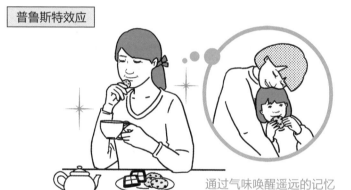

通过气味唤醒遥远的记忆

＼ 加藤医师的小提示 ／

有意识地去闻咖啡、香皂、沐浴露、刚烤好的面包、花等各种气味，找到自己喜欢的香味吧。这与芳香精油的效果是相同的。

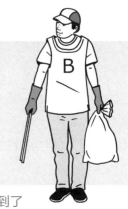

志愿者的脑
是什么样子的?

2018年,一名男性志愿者在日本山口县找到了
失踪的2岁儿童并将其救助。
他被称为"超级志愿者",备受关注。

非日常经验会改变脑的使用方法

　　我们平常一直在办公室、学校、家里,只要不有意识地改变,则每天都在使用脑的相同部位。总是沿着同一条路走到车站,乘坐同一辆电车,在固定的时间上班,这些都是固定的习惯,能让必要的脑区发挥必要的效率。

　　但是,如果把平时一直走着去车站的交通方式换成骑自行车,并且试着走走其他的路会怎么样?让肌肤感受清爽的风,让眼前不同的景色映入眼帘,心情也会变得新鲜起来。为什么这么说呢,因为未知的信息不断地传送到脑,脑内的很多脑区都活跃地活动着。

　　志愿者活动也是这种非日常体验之一。从已经习惯的脑使用方法中脱离出来(即脑区转移),身心得到恢复。

　　在国内外飞来飞去的"超级志愿者"们每天都过得不一样。因为不断地进行脑区转移,眼中的世界也会变得不同。作为"超级志愿者"的男性能够发现失踪的孩子,或许也是因为拥有与其他人不同的视角。

在美国、英国、法国、德国、韩国等30个国家，犯有轻罪者会被命令为社会服务。可以说，这是一种通过志愿者活动"改变脑"的系统。

从对脑的影响来看，无论在附近捡垃圾，还是在纷争地区提供医疗援助，都是一样的，特别是重建援助、护理等"照顾他人"的行为，会给脑带来巨大的变化。与地位、身份、成绩无关，只是单纯地获得喜悦，就会极大地刺激感情系统脑区，提升自我价值感和幸福感，人生本身也会随之改变。

为什么会做不到呢？

让人不解的行为之谜

解开恋爱与婚姻之谜

解开心理之谜

解开对大脑有益的事情·揭开成功之谜

从大脑的角度解释不可思议的事情

建议

改变立场，锻炼思考系统

充当志愿者时，就像"在公司是部长，在这里是新人"一样，立场会发生变化，会发生用平时的思考模式无法预测的事情，可以锻炼思考系统脑区。

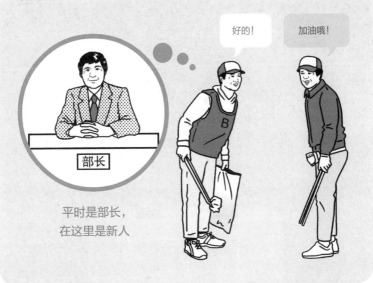

> 好的！
>
> 加油哦！
>
> 部长
>
> 平时是部长，在这里是新人

P188

"吸引力"真的存在吗？

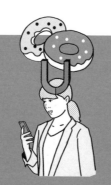

从大脑的角度解释
不可思议的事情

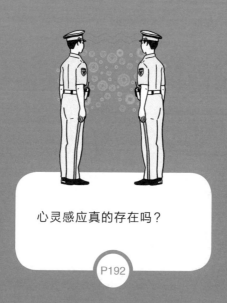

心灵感应真的存在吗？

P192

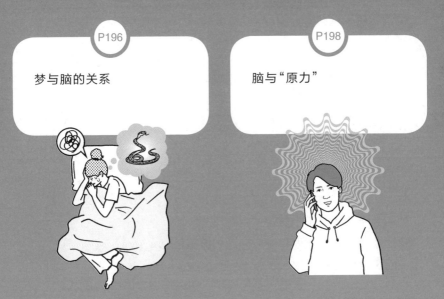

P196
梦与脑的关系

P198
脑与"原力"

现代科学无法解释的不可思议的事情真的存在吗？

我们将从最新的对脑的研究中探寻。

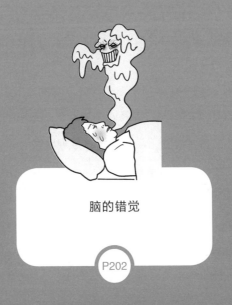

脑的错觉

P202

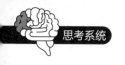

"吸引力"真的
存在吗？

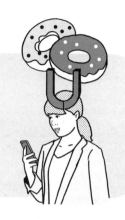

脑的吸引力系统是个复杂多元的概念，
它涉及大脑如何处理和响应外部刺激和信息，
从而影响我们的行为和决策。

脑原本就有"吸引力系统"

自然发生的现象在本质上是随机的。以前，我带着妹妹去纽约，在帝国大厦与妹妹的同事不期而遇，这些都是"偶然"发生的事情。

与之相对的"吸引"是指，例如和同事一起拜访完客户回来的路上想相约去喝酒，环顾四周，正巧发现有一家看起来还不错的店。

虽然也可以将这种情况称为"运气好"，但从脑科学的角度来说，就是发生了"想去喝酒，动用脑就看到了酒馆，于是就进去了"这样的事情。

【思考】➡【感知】➡【选择】，脑通过一系列的流程工作并找到想要的东西，并不是想要的东西奇迹般地突然出现。只要给脑赋予想做XX、想要XX的想法（目的、意识），脑就会具备相应的发现、倾听、嗅出需要的东西的系统。

脑的吸引力系统的感知能力依赖于思考，越是反复思考明确的愿景,脑就越想在眼前感知到这一愿景,五感的灵敏度就越高。以我的经验来说,认真想的话,没有实现不了的事情。但是,很多想法虽然是本人认为很强烈的想法,但都是表层的东西,这时就无法实现"吸引"。

就我个人来说,虽然没有吸引过彩票运和恋爱运,但是关于脑的研究,吸引到了连续的成功。把了解正确的脑的真相作为人生的目的,甚至考虑塑造应该看到正确的脑的真相的人格。追求正确的思考方式及在日常生活中认真的程度是打造具有吸引力的脑的秘诀。

吸引力的机制

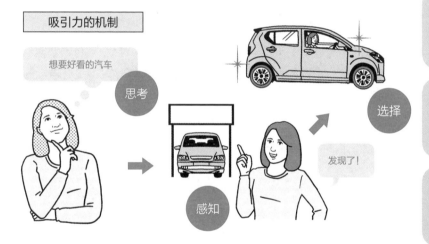

想要好看的汽车

思考

感知

发现了！

选择

\ 加藤医师的小提示 /

我想在国外利用MRI进行脑的研究,有一天,开发MRI设备的美国大学发来传真,问我要不要一起进行研究,这是给我留下深刻印象的吸引力体验之一。

为什么会做不到呢？

让人不解的行为之谜

解开恋爱与婚姻之谜

解开心理之谜

解开对大脑有益的事情 揭开成功之谜

从大脑的角度解释不可思议的事情

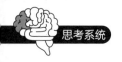
打开正确的接收"天线"

真正的想法，是对自己来说的"必然性"，不是"这样就好了"的程度，而是能断言"那样是理所当然的""必须那样"的强烈愿望。这是启动脑的吸引力系统的关键。

不过，要实现这一目标或多或少还需要一定时间。比如，有了想结婚的想法，对方未必会立刻出现，但当你抱着"虽然现在马上就想结婚，但不是现在也没关系"的想法时，理想的对象就会不可思议地出现。当时不知道，后来才突然意识到"说起来，不知不觉中就实现了"。在很多吸引力的方法中，"祈愿后忘记"就正是这个意思。

为了锻炼脑的吸引力系统，我特别注意四点。第一，保持脑的活力。为了保持良好的睡眠，不积累疲劳，调整生活节奏。第二，提升自己的感性思维。如果你视觉系统发达，就用心去看眼前看到的东西；如果你听觉系统发达，就用心去听听到的声音。第三，关注每天发生的事。即使是微不足道的事情，也会因为某种原因而发生。努力理解其中的缘由。

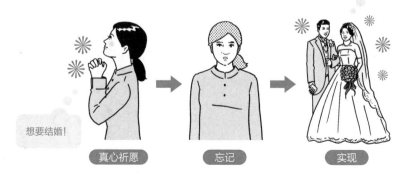

吸引力系统启动的关键

想要结婚！

真心祈愿 → 忘记 → 实现

啊，实现了

最重要的一点

第四，"思想的质量"。每天行动起来，让自己成为能够让吸引力发生的人。这是吸引力中最重要的一点，如果掺杂了自私、攻击性的想法，就会产生与吸引力完全相反的力量。仔细观察自己的思考，不断确认自己的思想是否在朝着拥有吸引力的方向发展。

提高吸引力的方法

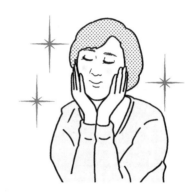

- 保持脑的活力
- 提升感性思维
- 关注每天的缘分
- 意识到思想的质量

建议

体验脑吸引力系统的
简单实验

首先下定决心"看红色的车"。之后，每天睡前和早上，同样告诉自己"看红色的车"，并在生活中观察1~2周。虽然可能不会马上成功，但至少你会看到更多"红色的东西"。也可以试试其他的哦！

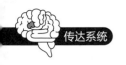

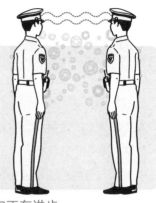

心灵感应真的
存在吗？

众所周知，"脑机接口"技术（BMI）的研究正在进步。
那么，我们所说的心灵感应又是怎么一回事呢？

脑是从什么地方如何获取信息的呢？

　　不依赖五感和逻辑思考等手段而获得信息的能力被称为超感官知觉（ESP）。这种能力是否真的存在目前还没有定论（有一次，我托人请越南的超能力者让我给他检查一下他的脑，但对方以MRI的磁性可能会影响其超能力为由拒绝了我的请求）。

　　我们通常只能依靠五官和知识来感知确实存在的事实（地球的另一端有人，空气中飘浮着微生物等）。记忆也是一样，想要回想起没有亲身经历过的事情是很困难的。那么，为什么有人声称能看到肉眼看不到的东西或是能说出前世的记忆呢？他们是从哪里获得的信息呢？

　　脑神经外科医生潘菲尔德提出学说："记忆不在脑中。"位于脑的中心位置的下丘脑和其周围的丘脑"与心直接相关"（《脑与心的真面目》怀尔德·潘菲尔德著，日本法政大学出版社）。

　　我提出了超时空脑沟通假说，即"人类之间的知觉是相连的，人与人之间可以跨越时空直接进行脑信息交换"。另外，实际上脑中并没有存储那么多的信息，在其他地方有存储信息的仓库（云），只要使用脑（像电脑一样）访问那里就可以共享信息。就像彭菲尔德所说的，下丘脑是我们获取外部文件信息的关键。

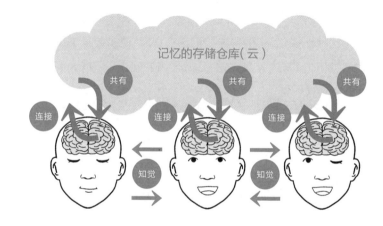

假说：访问记忆的存储仓库（云）就能共享信息

记忆的存储仓库（云）

共有　共有　共有

连接　连接　连接

知觉　知觉

\ 加藤医师的小提示 /

如果信息是胶片，脑就是放映机。随着脑的成长，作为放映机的功能会提升，影像会变得更加清晰。这是脑研究的重要观点之一。

为什么会做不到呢？

让人不解的行为之谜

解开恋爱与婚姻之谜

解开心理之谜

解开对大脑有益的事情、揭开成功之谜

从大脑的角度解释不可思议的事情

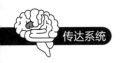

日常生活中用到心灵感应

心灵感应是指不通过语言，从一个脑直接向另外的脑传递信息的过程。这和实际见面说话完全不同，但对脑来说或许是一样的。因为无论见面交谈，还是事后回忆，都会使用几个共同的脑区。

即使不能达到心灵感应的程度，我们也能感觉到对方的心情，包括"直觉"在内，或许我们都拥有脑之间的沟通能力。也就是说，脑活动可能不仅仅发生在自己的脑中。如前所述，脑之间很有可能在某个地方进行信息交换。恐怕除了下丘脑之外，还有非语言中枢右脑的作用。

通过这种连接，我们的脑能收到许多信息，但是如果不使用五官以外的感觉（即超感觉），则无法感知进入脑的信息，所以大多数人可能还认识不到这一点。

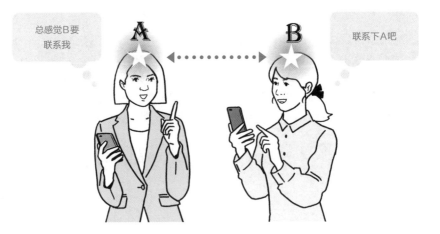

假说：人类具有脑间交流的能力

总感觉B要联系我

联系下A吧

对超能力和脑结构的研究才刚刚开始

　　如果不建立以上的假设，就无法用科学解释心灵感应等某些超能力现象。即使在科学技术如此先进的今天，脑的构造仍然充满了许多谜团。今后，随着研究的深入，或许有一天所有人都能熟练使用这种超能力。

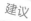 建议

重视自己的直觉
扩展人生可能性

虽说还无法确认是否有人真的有超能力，但直觉却是真实存在的。
与能用语言说明的常识相比，自己的直觉往往更接近真实。

为什么会做不到呢？

让人不解的行为之谜

解开恋爱与婚姻之谜

解开心理之谜

解开对大脑有益的事情·揭开成功之谜

从大脑的角度解释不可思议的事情

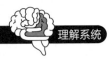

梦与脑的关系

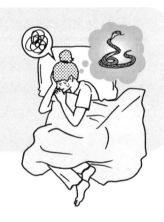

我们会做各种各样的梦，
快乐的梦、恐怖的梦、稀奇古怪的梦……
梦与脑有什么关系呢？

支离破碎却超真实！产生梦的睡眠中的脑

　　人在做梦的时候，脑中的杏仁核和视觉皮层等与感觉、感情、记忆相关的部分就像放映机一样活跃起来。在此期间，比起负责逻辑和判断的额叶，枕叶、颞叶、顶叶更活跃，即使梦的内容荒唐无稽、不合逻辑，梦也会和现实一样展开。不可思议的是，梦境中视觉系统比听觉系统发生的事情更多，这可能与视觉系统更加活跃有关。

　　梦的内容不同，有很多是可怕的噩梦。有调查显示，噩梦也包括各种不同的内容，其中最多的是"失败或无力感"（约18%），"身体上的攻击""事故""被追赶""健康问题和死亡"等超过10%，也有人会梦见像科幻电影里一样的恐怖场景。

　　如果你经常在夜里被噩梦惊醒，并且记得很清楚，这称为"噩梦障碍"，这是睡眠障碍的一种。有人从孩童时期开始就会做噩梦，而且会持续几十年。据说噩梦障碍患者的自杀率很高，这有可能与患有抑郁症、焦虑症等疾病有关，应该去看专科医生。

为什么会做不到呢？

让人不解的行为之谜

解开恋爱与婚姻之谜

解开心理之谜

解开对大脑有益的事情·揭开成功之谜

从大脑的角度解释不可思议的事情

只有梦中才有的荒唐无稽，有时也会带来不受常识束缚的崭新想法。作曲家在梦中听到新曲，数学家在梦中发现公式，考生在梦中知道合格或不合格等，这些例子被称为"预知梦"。有一种说法认为，人会在梦中看到潜在的预测，也有一种说法则基于"时间的流逝是不存在的"这一物理学概念，认为梦是未来记忆。根据我的看法，优秀的科幻小说作家、科学家等往往具有"先见之明"，他们做梦很可能是某种预知能力的表现。

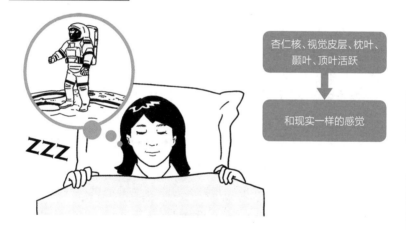

做梦时的脑

杏仁核、视觉皮层、枕叶、颞叶、顶叶活跃

↓

和现实一样的感觉

ZZZ

\ 加藤医师的小提示 /

我也曾有过噩梦障碍，但在高尾山进行了28天的瀑布之行后就痊愈了。在那之后的几个月里，我的五官也变得非常敏锐。现在回想起来，是因为调整了昼夜节律，睡眠质量变好了。

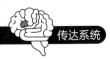

脑与"原力"

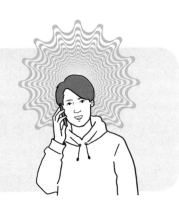

听说用加藤医师发明的测量法，
"原力可以可视化"。
难道谁都能成为绝地武士吗？

原力的本质是氧气从血管到脑细胞的传递

　　脑是由原力支撑的，是由原力运转的——听到这句话，大多数人会惊讶地说："啊，是电影《星球大战》中的原力吗？"

　　《星球大战》中出现的原力，被称为绝地骑士们用于预知、念动力、心灵感应等特殊能力的来源和一种虚构的能源体。而人类的脑的原力是"氧气的使用"。我将其命名为毛细血管内快速氧反应（Fast Oxygen Response in Capillary Event），取首字母称为"FORCE"，即原力。

　　大家都知道脑的能量来源是葡萄糖，神经细胞要想发挥功能，氧气是绝对不可或缺的（➡p.156）。肺从空气中吸收的氧气，在血液中与红细胞中的血红蛋白结合后被运送至全身。氧气需要被送往比头发的直径还要小的细胞和细胞之间，靠的是和细胞同样小（1mm的千分之一）的毛细血管。脑中神经细胞从毛细血管获得氧气（3.46×10^{-10}米大小）。

为什么会做不到呢？

让人不解的行为之谜

解开恋爱与婚姻之谜

解开心理之谜

解开对大脑有益的事情·揭开成功之谜

从大脑的角度解释不可思议的事情

人在说话的时候，从毛细血管向传达系统脑区的神经细胞供应氧气（原力效应）。而说话时不被使用的脑区则得不到氧气供应，血液中的氧气在未被使用的情况下就通过了（直接通过效果）。控制血流的是脑中的自主神经中枢，也就是说脑可以做到"自己供给自己所消耗的能量"。

如果《星球大战》中的绝地武士在使用宇宙原力的时候使用的是脑，那么他们的脑中就应该使用原力！

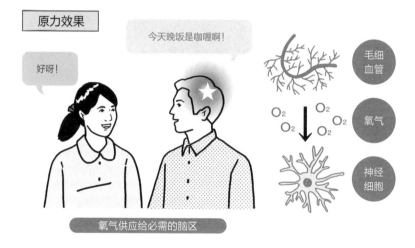

原力效果

今天晚饭是咖喱啊！

好呀！

毛细血管

O₂ O₂ O₂ O₂ O₂

氧气

神经细胞

氧气供应给必需的脑区

＼ 加藤医师的小提示 ／

我认为，我之所以能够发现将原力可视化的测量法"fNIRS"，正是因为拥有真正的绝地武士应该具备的"不被周围的状况所迷惑，能够自行判断的强烈的思考力"。

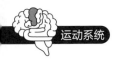

虽说氧气是脑不可缺少的物质，但也不能过量摄取！

我想大家已经知道，为了脑的活跃运作，氧气是不可或缺的。

那么，大量吸氧就能让脑恢复活力吗？这也是不对的。就像铁接触空气中的氧气会生锈、苹果的切口会变色一样，过量的氧气会氧化脑组织。在预防老年痴呆症和抗衰老的领域，推荐使用"抗氧化"正是出于这个原因。

脑所需的氧气供给量是由"原力"控制的。通过氧舱等不自然的方式摄取大量氧气的话，的确可以达到血液通畅的效果，但是没有被使用的多余的氧气就会开始破坏细胞。氧气作为能量源暂时补充是好事，但过度补充反而有害。

有趣的是，进行脑区训练后，脑会以更少的氧气运转。这就像马拉松选手在氧气浓度低的高原训练，通过强化心肺功能来打造不需消耗很多氧气的身体。

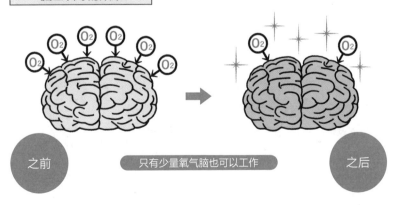

脑区训练的效果

之前　　　只有少量氧气脑也可以工作　　　之后

缓解身体的僵硬和酸痛，调整脑的氧气消耗

身体处于紧张状态时，肌肉会消耗多余的氧气，"原力"集中在运动系统脑区，其他脑区使用的氧气减少，思考能力和理解力也会下降。在日常生活中多做放松身体的活动吧，如做伸展操、泡澡等。

建议 👉

消除身体酸痛的话，
氧气会输送到脑

随着身体的放松，流向脑的氧气也会增加，多个脑区都能从容地活跃起来。推荐使用全身的伸展运动，比如仰面躺着、膝盖竖起来左右摇摆等。工作的间隙伸个懒腰也能让头脑清醒很多。

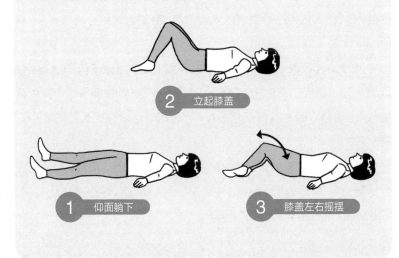

2 立起膝盖

1 仰面躺下

3 膝盖左右摇摆

为什么会做不到呢？

让人不解的行为之谜

解开恋爱与婚姻之谜

解开心理之谜

解开对大脑有益的事情，揭开成功之谜

从大脑的角度解释不可思议的事情

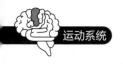

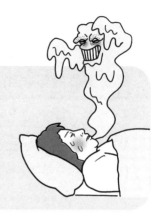

脑的错觉

睡觉时发生"鬼压床",
这和脑有关吗?

"鬼压床"是一种睡眠障碍

　　"鬼压床"是一种民间俗称,指在睡觉时感觉自己身体无法动弹,事实上是睡眠障碍的一种。虽然意识是清醒的,但脑皮层的运动系统脑区却处于不工作的状态,经常发生在浅睡眠(快速动眼睡眠)和深度睡眠(非快速动眼睡眠)交替的入睡前后。有的人几秒钟就结束了,有的人持续2~3分钟。

　　虽然还有意识,但不像白天那么清醒,处于半睡半醒的状态。我以前也有过频繁的"鬼压床"经历。但是,39岁的时候接受了扁桃体摘除术,改善了阻塞性睡眠呼吸暂停,从此再也没有发生过"鬼压床"现象。

　　之所以发生"鬼压床"这种现象,很有可能是脑的错觉。众所周知,视觉特别容易产生错觉。在这种情况下,脑会过度集中,想象(妄想)不断膨胀,就会相信"出现了妖怪"。

"鬼压床"时的脑中

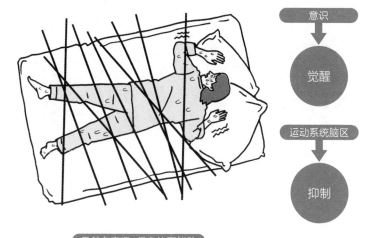

意识

↓

觉醒

运动系统脑区

↓

抑制

虽然有意识，但身体不能动

＼ 加藤医师的小提示 ／

当有一些事不能用现有科学知识去解释时，人们往往就会赋予其神秘性，或将其理解为灵异现象，但随着科技进步，我们终将会用科学来解释。

为什么会做不到呢？

让人不解的行为之谜

解开恋爱与婚姻之谜

解开心理之谜

解开对大脑有益的事情，揭开成功之谜

从大脑的角度解释不可思议的事情

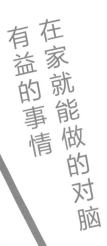

在家中这种熟悉的环境中，如何给予脑更多的刺激是激活脑的关键。远程办公的时候不要一直坐着，可以移动到别的房间，或者改变桌子的方向等，给环境带来变化，像硅谷的办公室那样，站着用电脑工作也不错。

为了保持脑的健康，运动、睡眠、氧气是不可或缺的。做广播体操和伸展运动来活动身体，遵守起床和睡觉的计划，经常开窗换气。

另外，容易成为意外盲点的是发声。"我一整天都没和任何人说话！"为了避免这种情况，和家人住在一起的人要有意识地增加对话。独自生活的人，除了配合音乐唱歌、朗读书籍之外，还推荐练习英语会话。

有意识地关注今后的人生，做现在的自己能做且应该做的事吧。因为脑的奖赏系统活化，压力也不容易累积。

参 考 文 献

参考论文

● Dekaban AS. Changes in brain weights during the span of human life: relation of brain weights to body heights and body weights. Ann Neurol 4:345-356. 1978

● Hasegawa M, et al. Development of myelination in the human fetal and infant cerebrum: a myelin basic protein immunohistochemical study. Brain Dev 14:1-6, 1992

● Kato T, et al. Human Visual Cortical Function During Photic Stimulation Monitoring by Means of Near-Infrared Spectroscopy. J Cereb Blood Flow Metab 13: 516-520. 1993

● Kato T, et al. Assessment of Maturation and Impairment of Brain by I-123 Iodoamphetamine SPECT and MR Imaging in Children. The Showa University Journal of Medical Sciences 5: 99-115, 1993.

● Kato T. Principle and technique of NIRS-Imaging for human brain FORCE: fast-oxygen response in capillary event. International Congress Series. 1270C, 88-99, 2004

参考文献

●『生命とは何か――物理的にみた生細胞 』
　 E・シュレーディンガー著、岡小天、鎮目恭夫訳(岩波新書)
●『 脳と心の正体 』
　 ワイルダー・ペンフィールド 著、塚田裕三、山河宏訳(法政大学出版局)
●『 言語と脳 』杉下守弘著(紀伊國屋書店)
●『 脳は自分で育てられる 』加藤俊徳著(光文社)
●『 アタマがみるみるシャープになる! 脳の強化書 』加藤俊徳著(あさ出版)
●『 記憶力の鍛え方 』加藤俊徳著(宝島社)
●『 一番よくわかる! 脳のしくみ 』加藤俊徳監修(メイツ出版)
●『 悩まない脳の作り方 』加藤俊徳著(辰巳出版)
●『 脳が知っている 怒らないコツ 』加藤俊徳著(かんき出版)
●『 片づけ脳――部屋も頭もスッキリする! 』加藤俊徳著(自由国民社)
●『 脳が若返る最高の睡眠：寝不足は認知症の最大リスク 』加藤俊徳著(小学館新書)
●『 50歳を超えても脳が若返る生き方 』加藤俊徳著(講談社＋α新書)
●『 ADHDコンプレックスのための"脳番地トレーニング" 』加藤俊徳著(大和出版)
●『 脳を鍛えれば、人生が変わる 』加藤俊徳著(海竜社)

走上脑的道路吧

蝉鸣的烈日下，海边，散发着潮香的运动场……在县级田径大赛之前，14岁的我在迷迷糊糊的状态下努力练习。当我练习百米赛跑，准备起跑的瞬间，我忽然想到："啊，是脑！脑里有秘密！""糟了，离县级比赛还有一周，我却完全没有锻炼脑。"那一瞬间我感觉到，心的呢喃就是脑的呢喃。

在那之前，我锻炼了身体的每一簇肌肉，为了提高田径成绩，我坚持着自己的训练方式。但是我领悟到，自己唯一遗漏了控制身体活动的"脑"。

如今，45年的岁月过去了。迄今为止，我之所以矢志不渝地研究脑，是因为我想从自己的脑中解决心的烦恼。45岁时，我建立了加藤式脑成像诊断法（MRI脑相诊断），用MRI对自己的脑进行了诊断。并且，我明白了自己从幼年时期开始的苦恼，即不能顺畅地读出平假名的原因是自己"难读症"。

"原来这就是让自己烦恼的原因啊"，通过了解自己的脑，我觉得之前的烦恼都烟消云散了。

本书中介绍了我至今为止的经验和研究结果，以及脑科学的发展信息。希望各位读者能够学习并实践本书中所阐述的知识和建议，开拓自己的人生之路。

　　每个人的脑每天都在变化、成长。通过学习和体验获得的东西，一定会对脑的成长产生影响。

　　"脑道"是指让自己的脑成长的人生道路。坚持走"脑道"就会产生益处。这样一来，脑就会成长，一定会打开新的"脑的可能性"。你的脑拥有你未曾遇见过的可能性。

Your possibility is created in your brain.

加藤白金诊所院长

神经内科医生　加藤俊德

Original Japanese title: ILLUST ZUKAI NOU TO KOKORO NO SHIKUMI
NYUMON
Copyright © 2020 Asahi Shimbun Publications Inc.
Original Japanese edition published by Asahi Shimbun Publications Inc.
Simplified Chinese translation rights arranged with Asahi Shimbun Publications Inc.
through The English Agency (Japan) Ltd. and Shanghai To-Asia Culture Co., Ltd.

©2025，辽宁科学技术出版社。
著作权合同登记号：第 06-2021-275 号。

图书在版编目（CIP）数据

不可思议的大脑 /（日）加藤俊德著 ; 刘超译 .

沈阳 : 辽宁科学技术出版社, 2025. 1. -- ISBN 978
-7-5591-4012-8

Ⅰ . R338.2-49

中国国家版本馆 CIP 数据核字第 20249GL682 号

出版发行：辽宁科学技术出版社
　　　　（地址：沈阳市和平区十一纬路25号　邮编：110003）
印　刷　者：辽宁新华印务有限公司
经　销　者：各地新华书店
幅面尺寸：145mm×210mm
印　　张：6.5
字　　数：150千字
出版时间：2025年1月第1版
印刷时间：2025年1月第1次印刷
责任编辑：闻　通　张歌燕
封面设计：周　洁
版式设计：鲁　妍
责任校对：王玉宝

书　　号：ISBN 978-7-5591-4012-8
定　　价：68.00元

联系电话：024-23284372
邮购热线：024-23284502
E-mail:605807453@qq.com